AF712350

T 30
154
F

ANTHROPOLOGIE

SEPTIÈME ÉDITION

ATLAS

DE

VINGT PLANCHES D'ANATOMIE

AVEC LÉGENDES EN REGARD

SUIVI D'UN

PRÉCIS D'ANATOMIE DES FORMES EXTÉRIEURES

A l'usage des Artistes

BIBLIOTHÈQUE NATIONALE RF

PARIS

AUX BUREAUX DE L'ABEILLE MÉDICALE

5, RUE SAINT-BENOÎT, 5

ADRIEN DELAHAYE, PLACE DE L'ÉCOLE-DE-MÉDECINE

1873

F

IMPRIMERIE EUGÈNE HEUTTE, A SAINT-GERMAIN.

AVERTISSEMENT

Lorsque l'auteur s'occupa de publier la deuxième édition de l'Anthropologie, il fit tirer à part la partie anatomique de son ouvrage ; et y ajoutant les planches de l'Atlas et un *Précis d'Anatomie des formes extérieures*, il forma ainsi un volume spécial qu'il destina à MM. les Artistes.

Au moment de faire paraître la septième édition de l'Anthropologie, l'auteur a pensé qu'il suffisait d'ajouter à l'Atlas le *Précis d'Anatomie des formes* pour répondre au but qu'il s'était proposé, lequel est d'apprendre aux peintres et aux sculpteurs à raisonner les modelés de leurs œuvres.

Désormais donc cet Atlas sera toujours augmenté du Précis d'anatomie des formes.

Il se vend séparément ; et ceux qui le possèdent peuvent toujours se procurer les deux volumes de texte de l'*Anthropologie*, sous déduction du prix dudit Atlas.

ATLAS D'ANATOMIE

BIBLIOTHÈQUE NATIONALE

PLANCHE I.

Système osseux.

SQUELETTE VU PAR DEVANT.

Les os sont dépouillés de leur périoste, et les articulations manquent de leurs ligaments.

A. Bras. — B. Avant-bras. — C. Carpe. — D. Métacarpe. — E. Phalanges. — F. Bassin. — G. Cuisse. — H. Jambe. — I. Tarse. — L. Métatarse. — L. Phalanges du pied.

1. Frontal ou Coronal. — 2. Temporal. — 3. Malaire. — 4. Maxillaire supérieur — 5. Maxillaire inférieur. — 6. Sternum. — 7. Clavicule. — 8. Septième côte (dernière vraie côte). — 9. Omoplate ou Scapulum. — 10. Humérus. — 11. Cubitus. — 12. Radius. — 13. Os coxal ou iliaque : *f i*, fosse iliaque interne ; *s i*, articulation sacro-iliaque; *h p*, branche horizontale du pubis ; *d p*, branche descendante du pubis; *t o*, Trou obturateur, appelé encore sous-pubien ou ovalaire ; *s v*, articulation sacro-vertébrale. — 14. Sacrum. — 15. Fémur; *t*, tête du fémur ; *c*, Col du fémur ; *g t*, Grand trochanter ; *p t*, Petit trochanter. — 16. Rotule. — 17. Tibia. — 18. Péroné ; *m i*, malléole interne ; *m e*, Malléole externe.

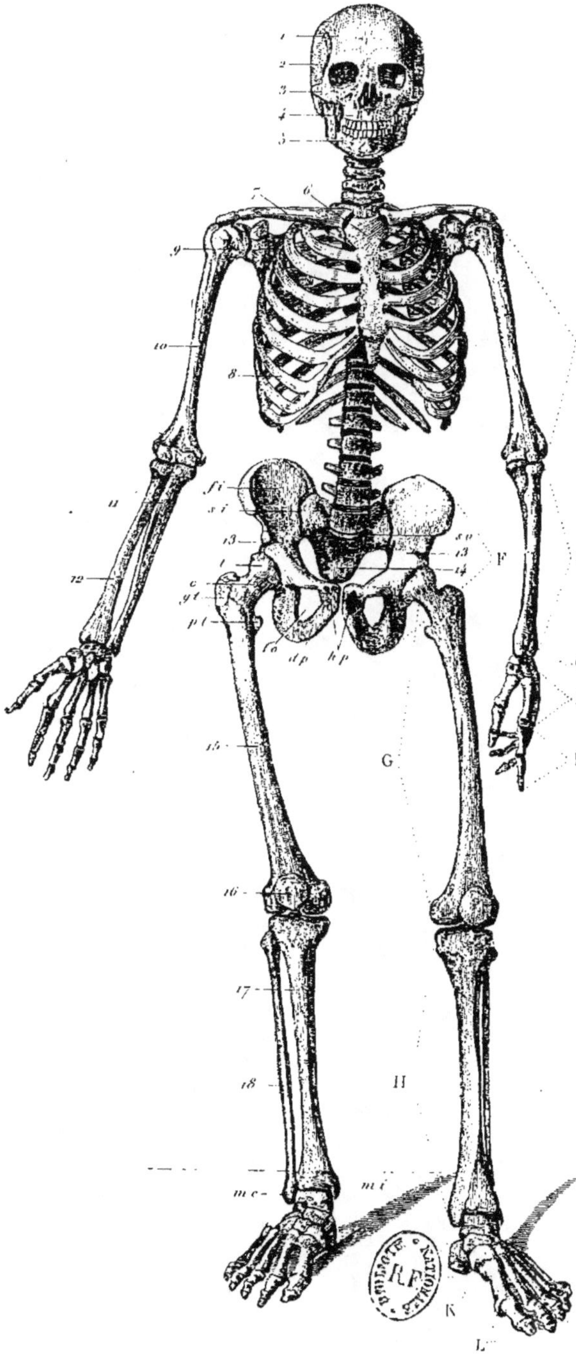

Léveillé del. Imp. Monrocq Paris C. Carey et Gabriel sc.

BIBLIOTHÈQUE NATIONALE RF

BIBLIOTHÈQUE NATIONALE

PLANCHE II.

Système osseux.

SQUELETTE VU PAR DERRIÈRE.

Il n'y a ni périoste ni ligaments aux os.

A. Colonne cervicale. — B. Colonne dorsale, composée de douze vertèbres auxquelles s'articulent les douze côtes formant le thorax. — C. Colonne lombaire.

1. Pariétal. — 2. Occipital. — 3. Temporal. — 4. Arcade zygomatique. — 5. Maxillaire inférieur. — 6. Clavicule. — 7. Omoplate : *e*, épine ou crête de l'omoplate ; *a*, acromion ; *f s*, fosse sus-épineuse ; *s c*, fosse sous-épineuse. — 8. Humérus. — 9. Cubitus : *a o*, Apophyse olécrâne. — 10. Radius. — 11. Sacrum. — 12. Os iliaque ; *f i e*, Fosse iliaque externe ; *e s*, échancrure sciatique ; *i*, Ischion. — 13. Fémur. — 14. Tibia. — 15. Péroné. — 16. Calcanéum.

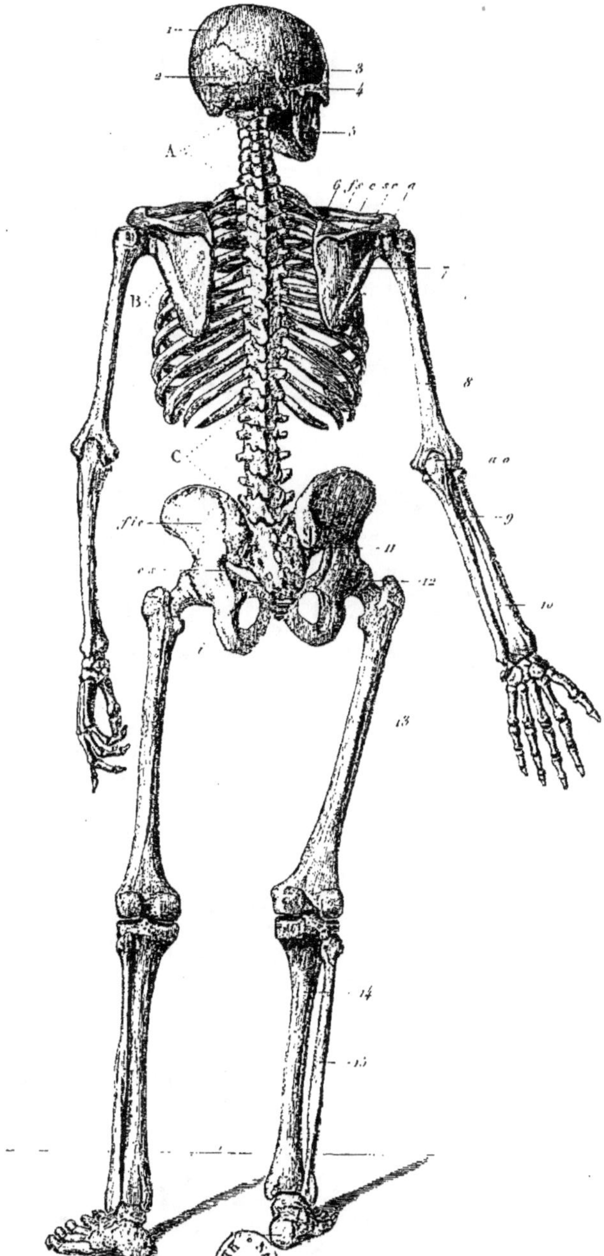

BIBLIOTH. NATIONALE RF

...veillé del. *C. Carey et Gabriel sc.*

ATLAS D'ANATOMIE

PLANCHE III.

Système osseux.

Fig. 1. — VERTÈBRES CERVICALES.

1. Atlas. — 2. Axis. — 3, 3. Apophyses épineuses. — 4, 4. Apophyses transverses.

Fig. 2. — VERTÈBRES DORSALES.

1. Corps vertébral. — 2. Lame qui concourt à former le trou vertébral (la position de la vertèbre ne permet pas de voir ce trou) en s'unissant à celle du côté opposé de la même vertèbre. — 3. Apophyse articulaire supérieure. — 4. Apophyse articulaire inférieure. — 5. Apophyse transverse. — 6. Apophyse épineuse. — 7. Trou de conjugaison.

Fig. 3. — VERTÈBRES LOMBAIRES.

1. Corps vertébral. — 2. Apophyse articulaire supérieure. — 3. Apophyse transverse. — 4. Apophyse épineuse. — 5. Trou de conjugaison.

Fig. 4. — CRANE VU PAR SA FACE INFÉRIEURE EXTERNE.

1. Maxillaire inférieur. — 2. Dents. — 3. Voûte palatine. — 4, 4. Ouvertures postérieures des fosses nasales, séparées l'une de l'autre par le vomer, qui fait partie de leur cloison. — 5. Trou grand rond ou maxillaire supérieur. — 6. Trou déchiré antérieur. — 7. Ouverture externe du conduit carotidien. — 8. Grand trou occipital. — 9. Arcade zygomatique. — 10. Fosse zygomatique. — 11. Apophyse styloïde. — 12. Condyle de l'occipital, surface qui s'articule avec l'atlas.

Fig. 5. — FACE INFÉRIEURE INTERNE OU BASE DU CRANE.

1. Plan antérieur sur lequel appuie le lobe antérieur du cerveau — 2. Plan moyen ou fosse moyenne, supportant le lobe moyen. — 3. Plan postérieur, contenant le cervelet. — 4. Selle turcique ou plan formé par le corps du spénoïde. — 4 *bis*. Gouttière basilaire. — 5. Apophyse crista-galli. — 6. Gouttières ethmoïdales donnant passage aux filets du nerf olfactif. — 7. Suture du frontal et des petites ailes du sphénoïde. — 8. Trou optique dans lequel s'engage le nerf de même nom. — 9. Fente sphénoïdale, par laquelle passent les nerfs et vaisseaux qui se rendent dans l'orbite. — 10. Trou grand rond ou maxillaire supérieur. — 11. Trou ovale ou maxillaire inférieur. — 12. Trou petit rond ou sus-épineux. — 13. Trou déchiré antérieur. — 14. Trou auditif interne. — 15. Trou déchiré postérieur. — 16. Trou condylien antérieur. — 17. Grand trou occipital.

Fig. 5.

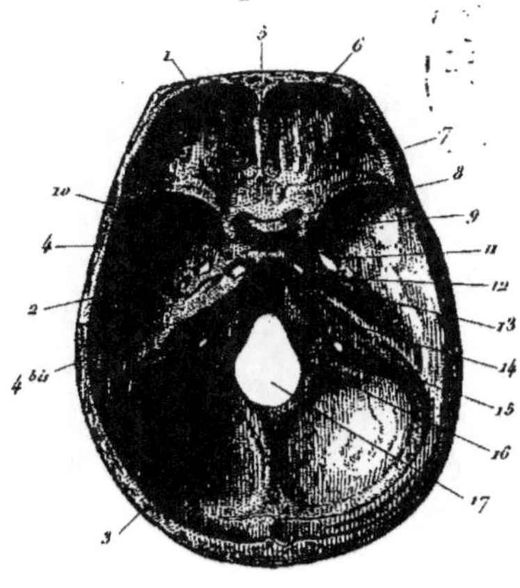

Fig. 1.re

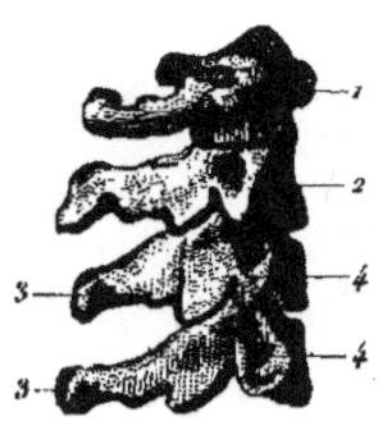

Fig. 2.

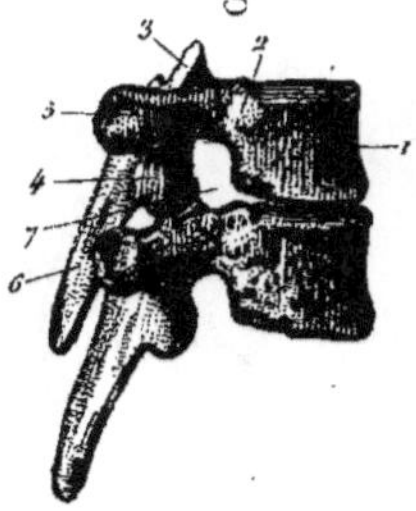

Fig. 3.

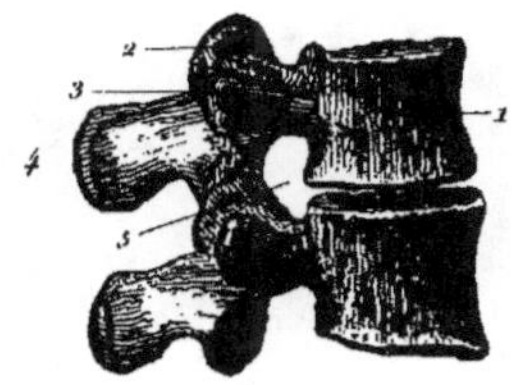

Fig. 4.

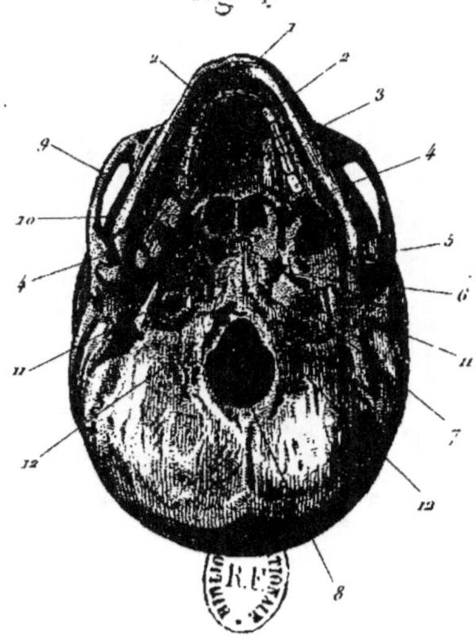

R.F. BIBLIOTHÈQUE NATIONALE

Léveillé del.

C. Carey et Gabriel sc.

ATLAS D'ANATOMIE

PLANCHE IV.

BIBLIOTHÈQUE NATIONALE R.F.

Système musculaire.

ÉCORCHÉ VU PAR DEVANT.

Muscles superficiels du côté droit ; muscles profonds du côté gauche.

1. Muscle frontal (1). — 2. Orbiculaire des paupières. — 3. Orbiculaire des lèvres. — 4. Carré du menton. — 5. Aponévrose épicrânienne. — 6. Muscle auriculaire. — 7. Zygomatique. — 8. Élévateur propre de la lèvre supérieure. — 9. Masséter. — 10. Peaussier. — 11. Sterno-cléido-mastoïdien. — 12. Sterno-thyroïdien. — 13. Trapèze. — 14. Grand pectoral. — 15. Sous-clavier. — 16. Petit pectoral. — 17. Grand dentelé. — 18. Grand oblique. — 19. Grand droit de l'abdomen. — 20. Petit oblique. — 21. Arcade crurale. — 22. Anneau inguinal. — 23. Deltoïde. — 24. Biceps brachial. — 25. Triceps. — 26. Long supinateur. — 27. Premier radial. — 28. Rond pronateur. — 29. Deuxième radial. — 30. Grand palmaire. — 31. Fléchisseur superficiel commun. — 32. Petit palmaire. — 33. Cubital antérieur. — 34. Muscles de l'éminence thénar. — 35. Aponévrose palmaire. — 36. Ligament annulaire du carpe. — 37. Portion supérieure du biceps, qui est coupé. — 38. Coraco-brachial. — 39. Brachial antérieur. — 40. Long supinateur, déjà indiqué nº 26. — 41, 42. Fléchisseur profond des doigts. — 43. Long fléchisseur du pouce. — 44. Tendon du cubital antérieur, coupé. — 45. Éminence thénar. — 46. Éminence hypothénar. — 47. Tenseur de l'aponévrose crurale. — 48. Couturier. — 49. Droit interne. — 50. Droit antérieur. — 51. Portion interne du triceps crural. — 52. Portion externe du triceps. — 53. Péronier latéral. — 54. Jambier antérieur. — 55. Extenseur commun des orteils. — 56. Péronier antérieur. — 57. Extenseur propre du gros orteil. — 58. Tendon du péronier latéral. — 59. Ligament annulaire du tarse. — 60. Psoas et Iliaque. — 61. Pectiné. — 62. Premier adducteur. — 63. Troisième adducteur. — 64. Triceps crural, portion interne. — 65. Tendon du droit antérieur, coupé. — 66. Tendon du couturier, coupé. — 67. Jumeaux. — 68. Soléaire. — 69. Tendon du jambier antérieur, coupé. — 70. Tendon de l'extenseur propre du gros orteil.

(1) Le mot muscle n'est pas répété, quoiqu'il serait mieux que cela fût pour éviter toute confusion avec certaines autres particularités anatomiques, confusion impossible toutefois lorsqu'on suit le texte descriptif.

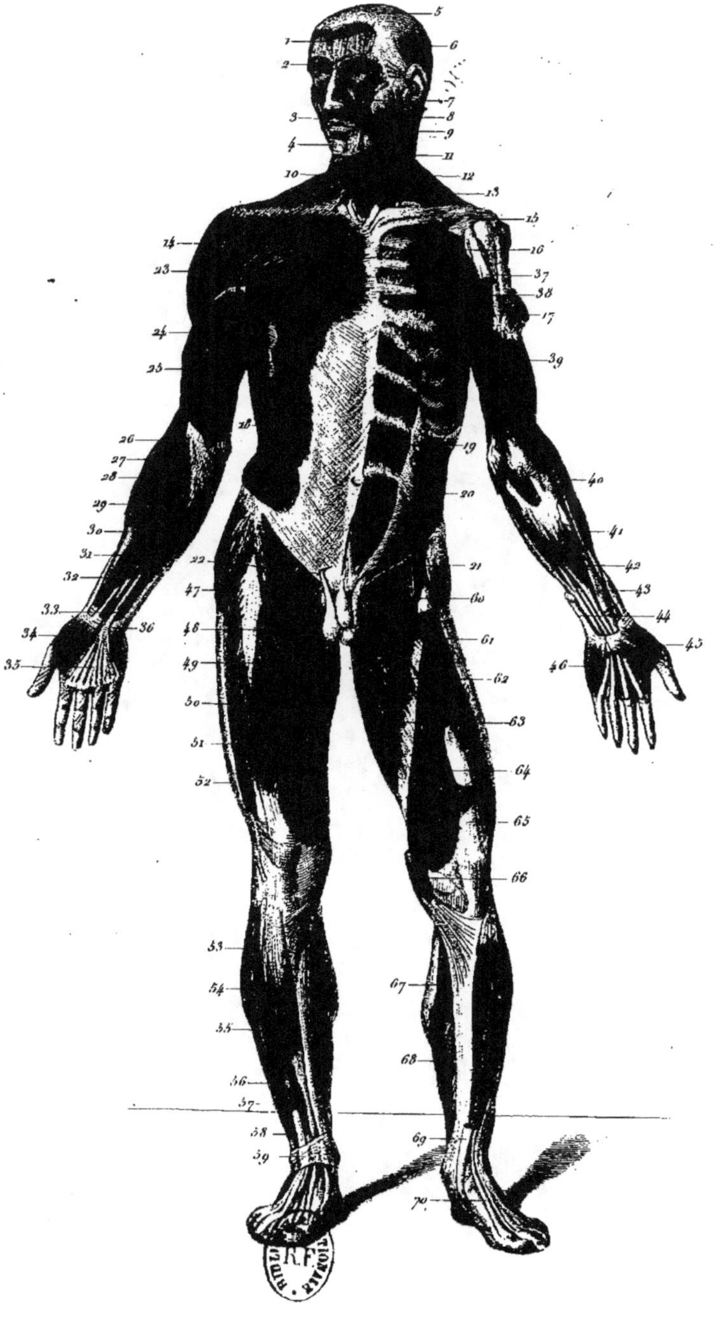

Léveillé del. C. Corey et Gabriel sc.

BIBLIOTHÈQUE NATIONALE R.F. IMPRIMÉS

PLANCHE V.

Système musculaire.

ÉCORCHÉ VU PAR DERRIÈRE.

Muscles superficiels du côté gauche, muscles profonds du côté droit.

1. Auriculaire. — 2. Occipital. — 3. Sterno-cléido-mastoïdien. — 4. Splénius. — 5. Grand complexus. — 6. Angulaire de l'omoplate. — 7. Trapèze. — 8. Grand dorsal. — 9. Rhomboïde. — 10. Grand dentelé. — 11. Petit dentelé. — 12. Deltoïde. — 13. Sus-épineux. — 14. Sous-épineux. — 15. Petit rond. — 16. Grand rond. — 17. Triceps brachial. — 18. Long supinateur. — 19. Anconé. — 20. 1er Radial. — 21. 2e Radial. — 22. Extenseur commun des doigts. — 23. Long extenseur du pouce. — 24. Ligament annulaire du carpe. — 25. Grand abducteur du pouce. — 26. Long extenseur du pouce. — 27. Court extenseur du pouce. — 28. Extenseur propre de l'index. — 29. Extenseur propre du petit doigt. — 30. Grand fessier. — 31. Petit fessier. — 32. Pyramidal. — 33. Jumeaux et Obturateur interne. — 34. Carré de la cuisse. — 35. Biceps. — 36. Demi-tendineux. — 37. Demi-membraneux. — 38. Grand adducteur. — 39. Courte portion du biceps, dont on voit la section au-dessous. — 40. Jumeaux. — 41. Poplité. — 42. Plantaire grêle. — 43. Soléaire. — 44. Jumeaux, coupés. — 45. Tendon d'Achille. — 46. Ligament annulaire du tarse.

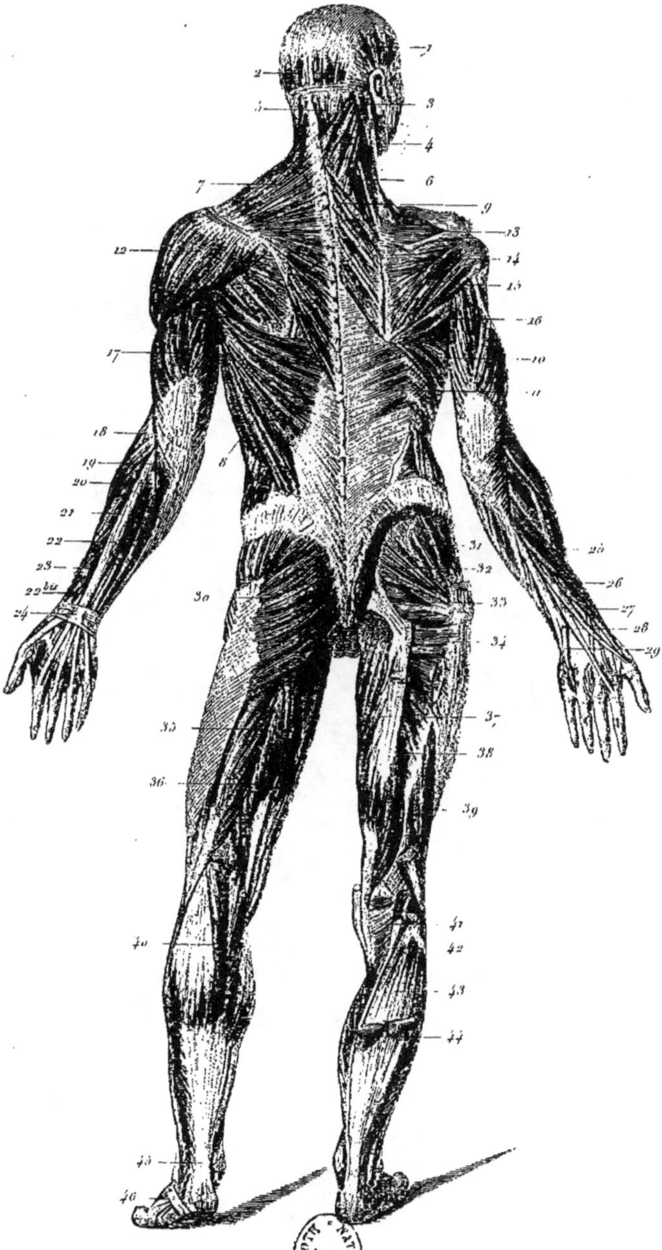

Léveillé del.

Ch. Cargy et Gabriel sc.

BIBLIOTH. NATIONALE R.F.

[stamp]

PLANCHE VI.

Système musculaire.

Fig. 1. — DIAPHRAGME, MUSCLES PROFONDS DE L'ABDOMEN ET DU BASSIN.

Les parois du ventre et les organes contenus dans cette cavité ont été enlevés, afin de mettre ces muscles en évidence. Par l'effet du renversement du tronc en arrière le diaphragme, qui regarde en bas dans la position ordinaire, fait face en avant dans cette figure.

1. Diaphragme : *p g*, pilier gauche; *p d*, pilier droit; *v c*, ouverture pour le passage de la veine cave supérieure; *œ*, ouverture pour le passage de l'œsophage; *a o*, aorte coupée à l'endroit où elle sort de la poitrine. — 2. Psoas. — 3. Petit psoas. — 4. Psoas coupé pour faire voir : — 5. l'Iliaque, — 6. le Carré des lombes. — 7. Obturateur externe.

Dans la section des parois abdominales on distingue la coupe des muscles suivants : A. Grand droit de l'abdomen. — B. Grand pectoral. — C. Grand oblique. — D. Petit oblique. — E. Transverse.

Fig. 2. — MUSCLES DU PÉRINÉE.

1. Ischio-coccygien. — 2. Releveur de l'anus. — 3. Sphincter de l'anus. — 4. Transverse du périnée. — 5. Ischio-caverneux. — 6. Bulbo-caverneux. — 7. Verge ou Pénis. — 8. Testicule.

a. Droit interne. — *b* et *c*. Adducteurs de la cuisse. — *d*. Grand fessier.

Fig. 1.

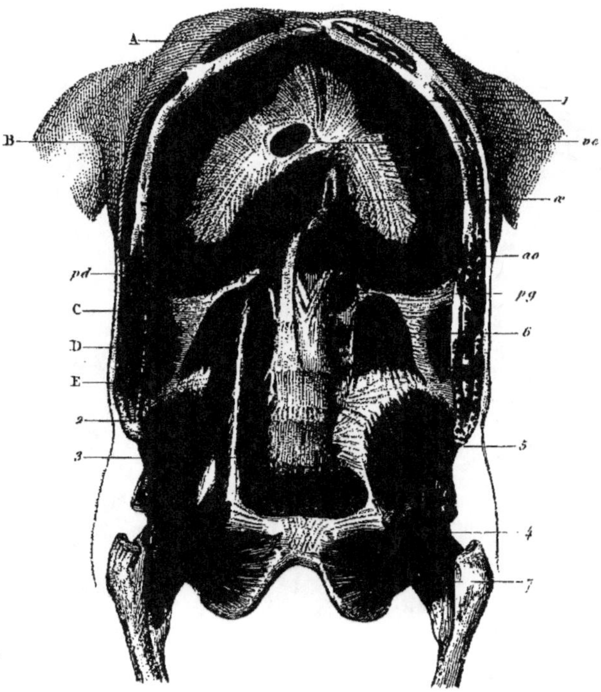

Fig. 2.

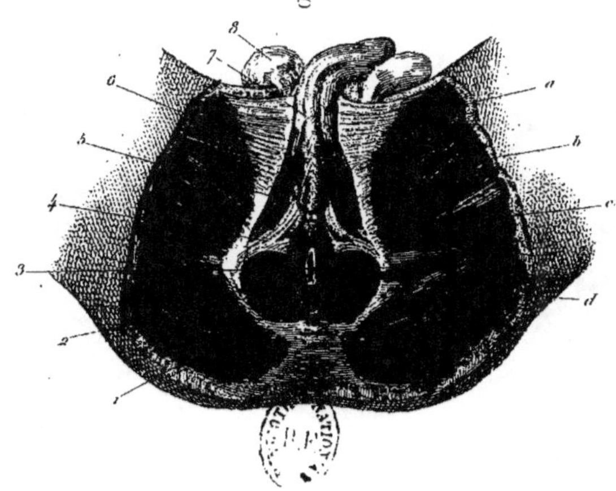

...veillé del. *Ch. Carey et Gabriel sc.*

BIBLIOTHÈQUE NATIONALE

ATLAS D'ANATOMIE

PLANCHE VII.

Organes de la déglutition et de la phonation.

Fig. 1. — MUSCLES DE LA LANGUE, DU LARYNX ET DU PHARYNX.

On a enlevé la moitié de l'os maxillaire inférieur du côté droit, afin de mettre ces organes à découvert.

1. Lingual. — 2. Génio-glosse. — 3. Hyo-glosse. — 4. Thyro-hyoïdien. — 5. Crico-thyroïdien. — 6. Constricteur supérieur du pharynx. — 7. Constricteur moyen. — 8. Constricteur inférieur. — 9. Stylo-glosse. — 10. Stylo-hyoïdien. — 11. Stylo-pharyngien.

A. Pharynx. — B. Trachée-artère. — C. Cartilage thyroïde (pomme d'Adam). — D. Os hyoïde. — E. Section de l'os maxillaire inférieur. — F. Section et épaisseur de la lèvre inférieure. — G. Trou auditif externe.

Fig. 2. — LARYNX ET TRACHÉE-ARTÈRE.

Ces organes sont vus par leur face antérieure et externe.

1. Os hyoïde. — 2. Cartilage thyroïde. — 3. Muscle thyroïdien. — 4. Membrane thyro-hyoïdienne. — 5. Cartilage cricoïde. — 6. Muscle crico-thyroïdien. — 7, 7. Anneaux de la trachée-artère.

Fig. 3. — INTÉRIEUR DU LARYNX.

Cette figure représente la moitié gauche du larynx, de la luette et du pharynx.

1. Cartilage thyroïde. — 2. Coupe de la partie postérieure de ce même cartilage. — 3. Ventricule du larynx. — 4. Corde vocale. — 5. Intérieur du larynx et de la trachée-artère. — 6. Section des anneaux de la trachée. — 7. Épiglotte. — 8. Os hyoïde. — 9. Membrane thyro-hyoïdienne. — 10. Intérieur du pharynx.

Fig. 4. — ARRIÈRE-BOUCHE ; LA GORGE VUE PAR SA PARTIE POSTÉRIEURE.

L'œsophage est ouvert en arrière, et ses parois sont écartées au moyen d'érignes pour faire voir la position respective des fosses nasales, du voile du palais, de la langue et du larynx.

1, 1. Fosses nasales. — 2. Cloison des fosses nasales. — 3, 3. Ouverture postérieure de la bouche et base de la langue. — 4. Épiglotte et entrée du larynx. — 5. Œsophage ouvert. — 6. Trachée-artère. — 7. Muscle péristaphylin interne. — 8. Muscle constricteur supérieur du pharynx. — 9. Muscle palato-pharyngien. — 10. Muscle palato-staphylin. — 11. Muscle pharyngo-staphylin. — 12. Luette. — 13. Muscles arythénoïdiens. — 14. Muscle crico-arythénoïdien postérieur.

Fig. 1.

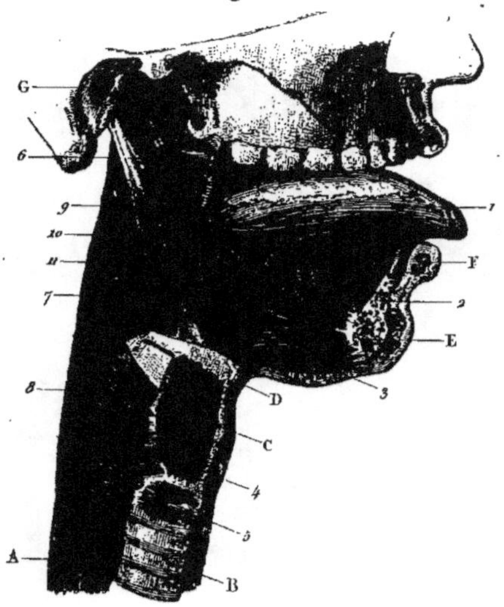

Fig. 2.

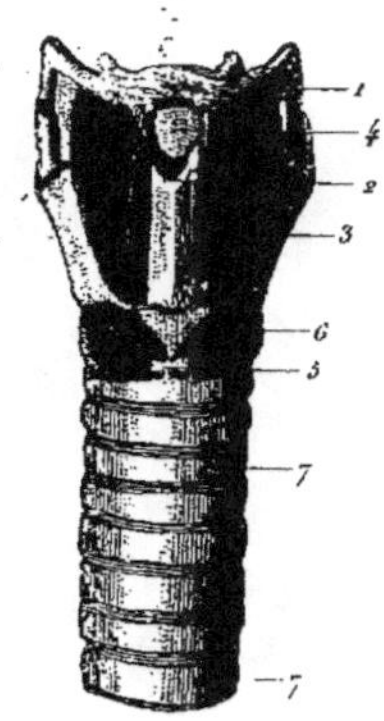

Fig. 3.

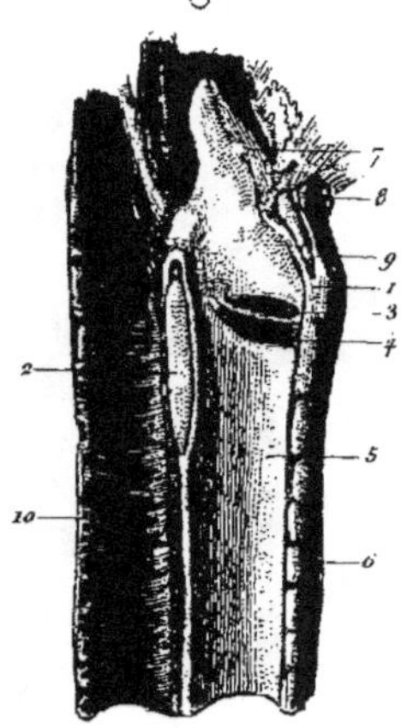

Fig. 4.

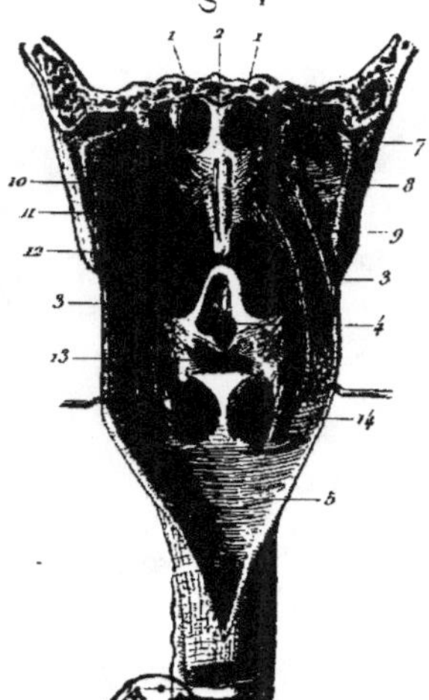

...eillé del.

Ch. Carey et Gabriel sc.

BIBLIOTHÈQUE NATIONALE R.F.

ATLAS D'ANATOMIE

PLANCHE VIII.

Système nerveux.

Fig. 1. — CERVEAU VU PAR SA FACE SUPÉRIEURE.

A. Partie antérieure. — B. Partie postérieure : on voit la Grande scissure longitudinale, dite de Sylvius, qui divise la masse cérébrale en deux parties égales, appelées : — C. Hémisphère droit. — D. Hémisphère gauche. — *a, a, a, a.* Anfractuosités. — *c, c, c, c.* Circonvolutions cérébrales.

Fig. 2. — CERVEAU VU PAR SA FACE INFÉRIEURE, ET MOELLE ÉPINIÈRE.

On voit sur cette figure la naissance des nerfs cérébro-spinaux ou encéphalo-rachidiens.

a. Lobe antérieur du cerveau, — *b.* Scissure de Sylvius. — *c.* Lobe moyen. — *d.* Tubercules cendrés, surmontés de la Tige pituitaire. — *e.* Protubérance cérébrale ou annulaire. — *f.* Lobe postérieur. — *g.* Cervelet. — *h.* Moelle allongée : pyramide antérieure. — *i.* Eminence olivaire. — *k.* Moelle épinière. — *l.* Queue de cheval.

1. Nerf olfactif. — 2. Sillon où loge ce nerf. — 3. Nerf optique. — 4. Nerf moteur oculaire commun. — 5. Nerf pathétique. — 6. Nerf trijumeau. — 7. Nerf moteur oculaire externe. — 8. Nerfs facial et auditif, ou 7e et 8e paires. — 9. Nerf pneumo-gastrique et nerf glosso-pharyngien, ou 9e et 10e paires. — 10. Nerf hypoglosse. — 11. Nerf spinal. — 12. Nerf sous-occipital. — 13, 13, 13. Nerfs spinaux. — 14, 14. Les mêmes, dont la racine antérieure est coupée — 15, 15. Ligament dentelé.

Fig. 3. — NERFS CÉRÉBRAUX OU ENCÉPHALIQUES ET LEURS TRAJETS.

1. Nerf optique. — 2. Nerf moteur oculaire commun. — 3. Nerf trijumeau : renflement ganglionnaire duquel partent trois branches. — 4. Nerf ophthalmique (1re branche du trijumeau ; il fournit : *a*, le nerf nasal; *b*, le lacrymal; *c*, le frontal. — 5. Nerf maxillaire supérieur (2e branche du trijumeau) ; il se termine en *d*, sous le nom de Sous-orbitaire. — 6. Nerf maxillaire inférieur (3e branche du trijumeau), il fournit : *e*, le buccal; *f*, le lingual; *g*, continuation du nerf, qui forme le dentaire inférieur et sort en *h*, par le trou mentonnier; *i*, rameau massétérin. — 7. Nerf de la 10e paire au sortir du crâne. — 8. Nerf glosso-pharyngien. — 9. Nerf spinal (12e paire, selon les anatomistes modernes). — 10. Nerf pneumo-gastrique ou de la 10e paire proprement dite; il fournit : *j*, le laryngé supérieur; *k*, un plexus formé avec des rameaux du laryngé, du pharyngien, du récurrent et des ganglions cervicaux ; *l*, le nerf laryngé inférieur ou récurrent : *m*, naissance des nerfs cardiaques du pneumo-gastrique; *n*, division multiple du pneumo-gastrique derrière les bronches et les poumons, qui sont un peu renversés pour faire voir le plexus pulmonaire, formé aussi par l'adjonction de nerfs ganglionnaires; *o*, pneumo-gastrique enlaçant l'œsophage; *p*, le même du côté gauche se répandant sur l'estomac; *q*, le même du côté droit se terminant à l'estomac et dans le plexus solaire. — 11. Nerf hypoglosse. — 12. Ganglion cervical, envoyant des rameaux aux plexus oisins. — 13, 13. Ganglions thoraciques. (Voy. Pl. X.)

Fig. 2.

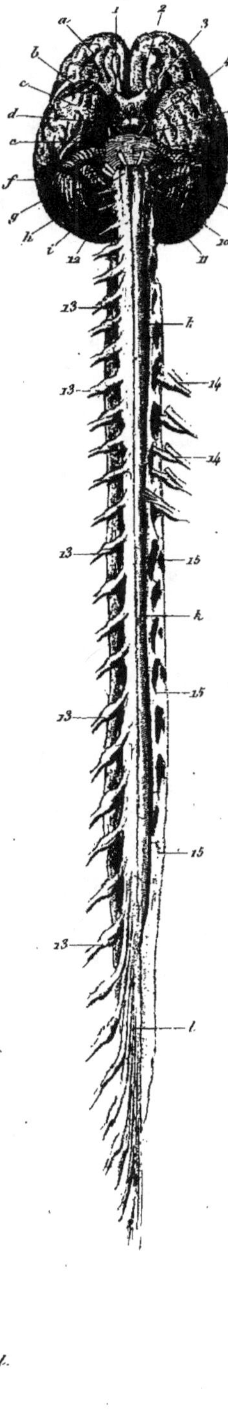

Fig. 1.

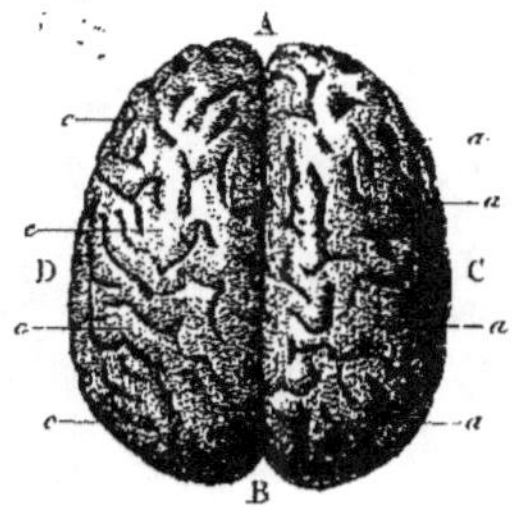

Fig. 3.

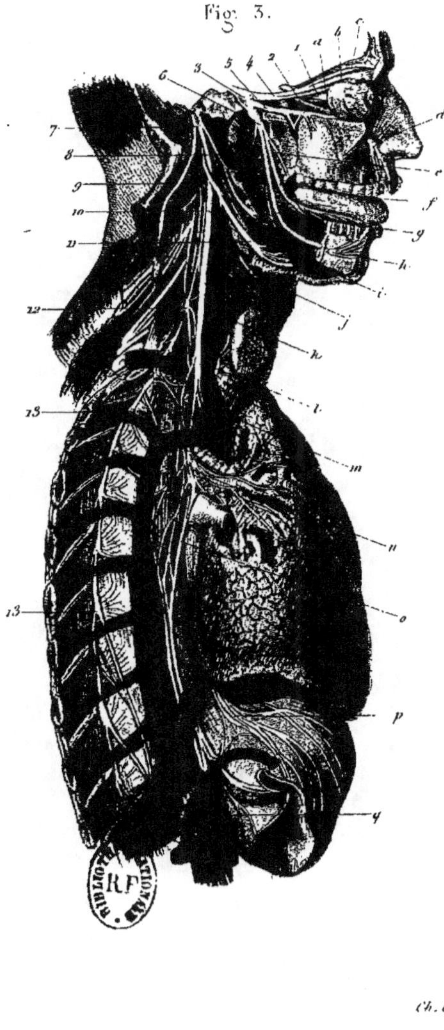

R.F. BIBLIOTHÈQUE NATIONALE

Léveillé del. Ch. Carey et Gabriel sc.

BIBLIOTHÈQUE NATIONALE R.F. IMPRIMÉS

PLANCHE IX.

Système nerveux.

NERFS ENCÉPHALO-RACHIDIENS OU CÉRÉBRO-SPINAUX.

Les parois abdominales du côté droit et les viscères du bas-ventre sont enlevés pour laisser voir le Plexus lombaire et le Plexus sacré.

1. Nerf sus-orbitaire. — 2. Nerf sous-orbitaire. — 3. Nerf mentonnier. — 4. Nerf facial. — 5. Pneumo-gastrique. — 6. Spinal. — 7. Deuxième nerf cervical (branche postérieure). — 8. Branche moyenne du plexus cervical. — 9. Branche descendante du plexus cervical. — 10. Plexus brachial. — 11. Branche que fournit ce plexus au grand dentelé, etc. — 12. Nerf circonflexe. — 13. Nerf musculo-cutané. — 14. Nerf médian. — 14 *bis*. Division de ce nerf aux doigts. — 15. Nerf cubital. — 16. Arcade profonde du cubital. — 17. Nerf radial. — 18, 18. Nerfs intercostaux. — 19. Plexus lombaire. — 20. Nerf ilio-scrotal. — 21. Nerf génito-crural. — 22. Nerf crural. — 23. Branche inguino-cutanée du crural. — 24. Branche perforante du crural. — 25. Nerf obturateur. — 26, 26. Nerf saphène interne. — 27. Plexus sacré. — 28. Nerf saphène externe. — 29. Nerf tibial antérieur. — 30. Nerf musculo-cutané de la jambe.

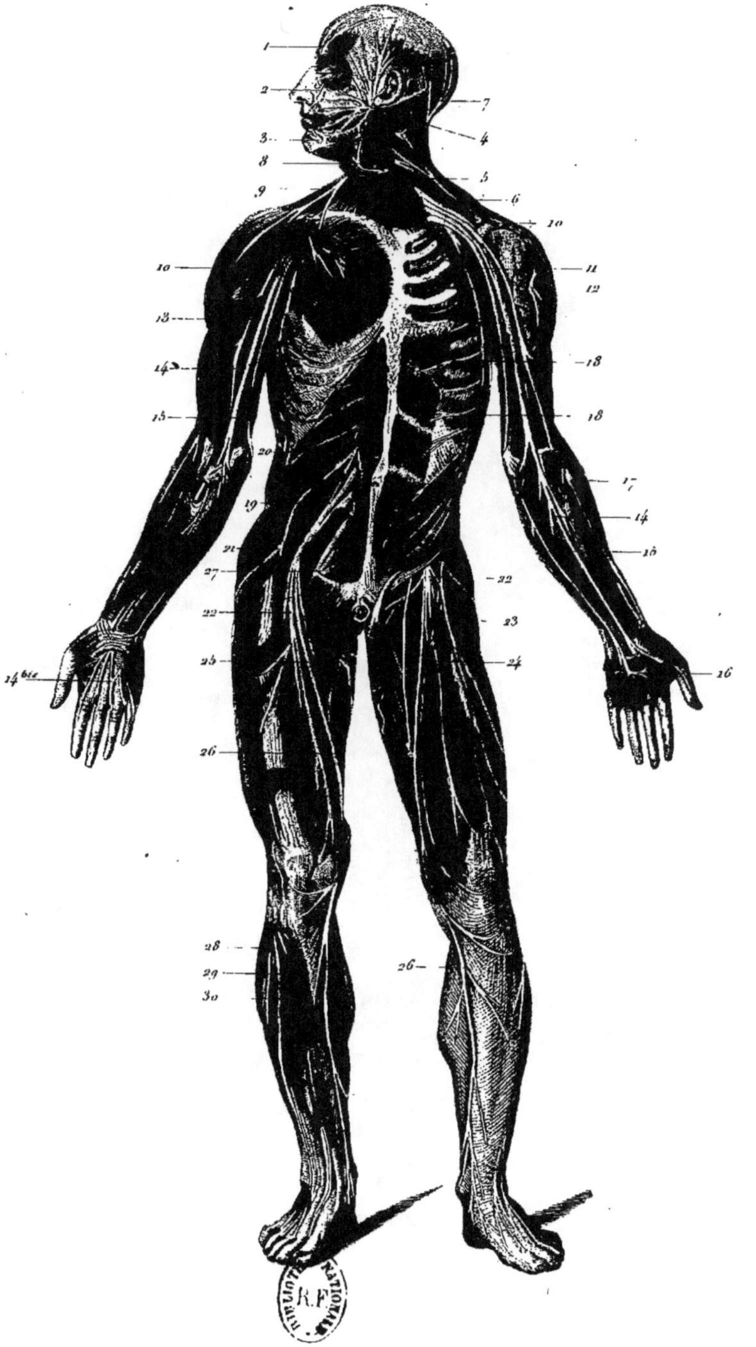

BIBLIOTHÈQUE NATIONALE R.F.

Léveillé del. C. Carey et Gabriel sc.

[stamp]

PLANCHE X.

Système nerveux.

Fig. 1. — NERF SCIATIQUE ET NERF POPLITÉ.

Le membre inférieur droit présente sa face postérieure, préparée de manière à mettre ces nerfs à découvert.

1. Nerf sciatique. — 2. Division du sciatique en poplité interne et poplité externe. — 3. Poplité externe. — 4. Poplité interne. — 5. Division du poplité en Plantaire interne et en Plantaire externe.

Fig. 2. — SYSTÈME GANGLIONNAIRE OU DU GRAND SYMPATHIQUE.

Il faut se figurer une immense quantité de filets nerveux, extrêmement déliés, partant des ganglions et formant des plexus aux organes de nutrition, principalement aux artères.

1. Ganglion cervical supérieur. — Ganglion cervical moyen. — 3. Ganglion cervical inférieur. — 4, 5, 6, 7, 8, 9, 10, 11, 12, 13, 14. Ganglions thoraciques. — 15. Ganglion semi-lunaire — 16, 17, 18, 19. Ganglions lombaires. — 20. Ganglion sacré. — 21. Rameaux ascendants du ganglion cervical supérieur, lesquels communiquent avec les ganglions céphaliques, qu'on ne voit point sur cette figure. — 22. Rameaux antérieurs de ce même ganglion cervical. — 23. Rameaux faisant communiquer le ganglion avec les nerfs cervicaux. — 24. Racines du Nerf cardiaque supérieur. — 25. Branche de communication entre le ganglion supérieur et le moyen. — 26. Racine du Nerf cardiaque moyen. — 27. Racine du nerf cardiaque inférieur. — 28. Nerfs cardiaques. — 29. Plexus cardiaque. — 30. Pneumo-gastrique allant à l'estomac, où il concourt à former le — 31. Plexus coronaire stomachique. — 32. Grand nerf splanchnique. — 33. Plexus solaire. — 34. Plexus mésentérique supérieur. — 35. Plexus accompagnant l'aorte dans le ventre. — 36. Plexus mésentérique inférieur. — 37. Plexus hypogastrique.

Fig. 1.

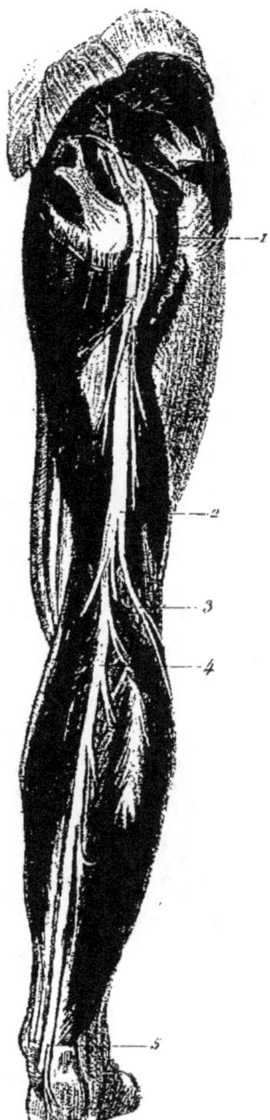

Fig. 2.

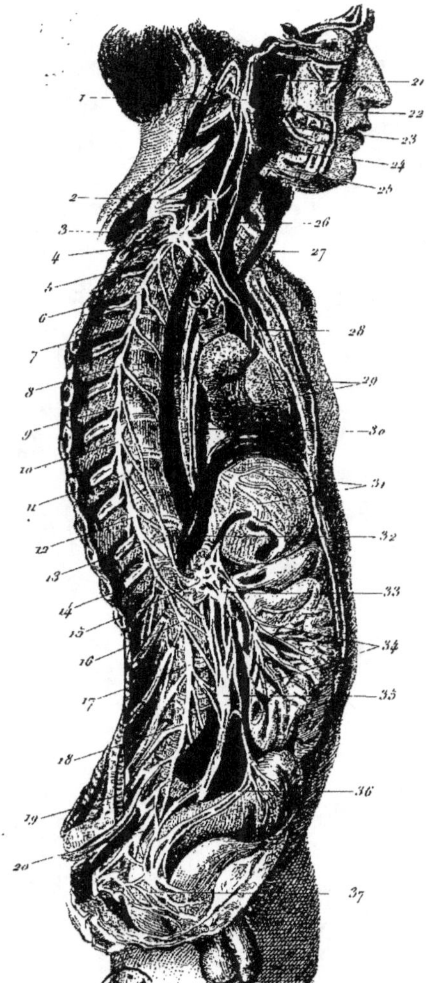

BIBLIOTHÈQUE NATIONALE R.F.

Éveillé del. C. Carey et Gabriel sc.

[library stamp]

PLANCHE XI.

Organes des sens.

Fig. 1. — APPAREIL OLFACTIF.

Cette figure représente le côté externe de la narine gauche.

1. Cornet inférieur. — 2. Méat inférieur. — 3. Cornet moyen. — 4. Méat moyen. — 5. Cornet supérieur. — 6. Méat supérieur. — 7. Nerf olfactif, dont les ramifications se répandent dans la muqueuse olfactive. — 8. Canal nasal, dont on a enlevé une partie de la paroi externe pour en faire voir l'intérieur. — 9. Ouverture de la Trompe d'Eustache dans l'arrière-bouche.

Fig. 2. — APPAREIL VISUEL ; OEIL VU DE FACE.

1 Membrane muqueuse ou Conjonctive. — 2. Cornée. — 3. Pupille, formée par l'iris dont on voit les fibres rayonnantes. — 4. Caroncule lacrymale. — 5. Membrane clignotante. — 6 et 7. Points lacrymaux.

Fig. 3. — APPAREIL VISUEL ; MUSCLES DE L'ŒIL.

La moitié externe de l'orbite droit est enlevée, afin de mettre ces muscles à découvert.

1. Muscle droit supérieur. — 2. Muscle droit externe. — 3. Muscle droit inférieur. — 4. Muscle petit oblique. (Le grand oblique n'est point visible sur cette figure, mais on voit sa portion réfléchie, sur la gravure). — 5. Muscle élévateur de la paupière supérieure. — 6. Membrane conjonctive. — 7. Sclérotique, non recouverte par la conjonctive.

Fig. 4. — APPAREIL VISUEL ; INTÉRIEUR DE L'OEIL.

OEil considérablement grossi, coupé verticalement par la moitié, dans le sens antéro-postérieur.

1. Sclérotique. — 2. Choroïde. — 3. Ligament ciliaire, continuant la choroïde en avant. — 4. Procès ciliaires, continuant la choroïde en arrière. — 5. Rétine. — 6. Membrane hyaloïde. — 7. Corps vitré. — 8. Cornée. — 9. Iris. — 10. Chambre antérieure. — 11. Chambre postérieure. — 12. Cristallin. — 13. Division de la Membrane hyaloïde en deux lames qui enveloppent le cristallin. — 14. Canal goudronné ou de Petit. — 15. Nerf optique. — 16. Artère centrale de la rétine. — Canal hyaloïdien.

Fig. 5. — APPAREIL DE SÉCRÉTION LACRYMALE.

L'œil est dans la cavité orbitaire, dépouillée de parties molles. Les paupières sont enlevées, mais les conduits lacrymaux et le sac lacrymal sont représentés.

1. Glande lacrymale. — 2. Point et conduit lacrymaux supérieurs. — 3. Point et conduit lacrymaux inférieurs. — 4. Sac lacrymal. — 5. Poulie de réflexion du muscle Grand oblique.

Fig. 1.

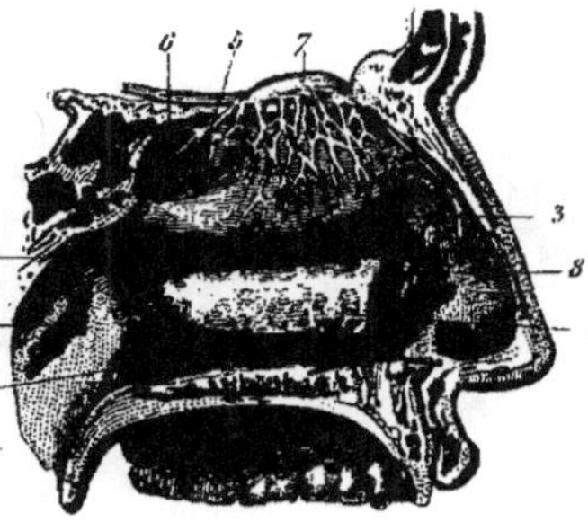

Fig. 2.

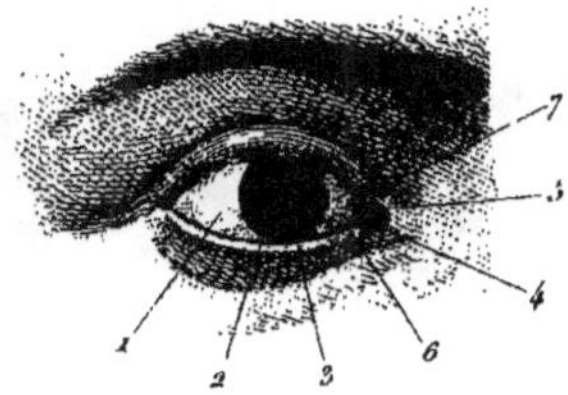

Fig. 4.

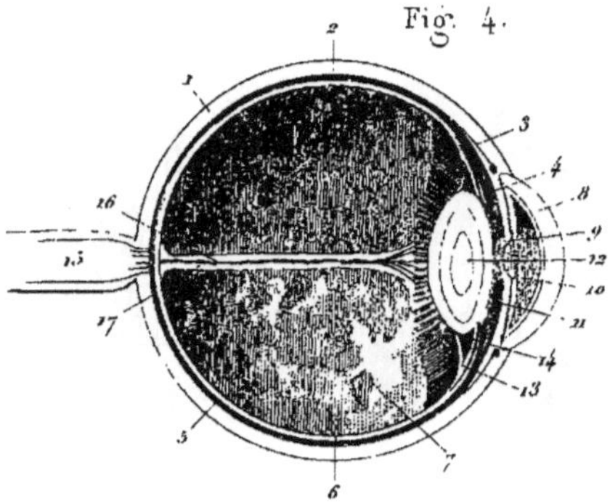

Fig. 5.

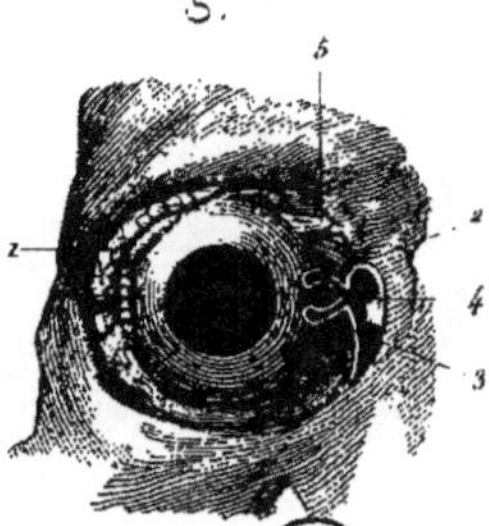

Fig. 3.

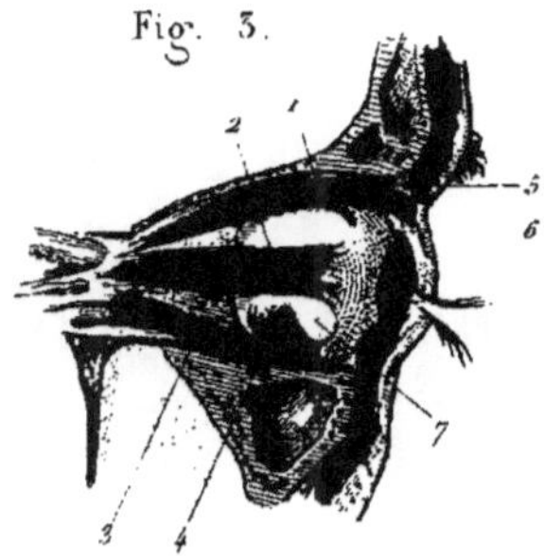

BIBLIOTH. NATIONALE R.F.

del. C. Carey et Gabriel sc.

BIBLIOTHÈQUE NATIONALE R.F.

PLANCHE XII.

Organes des sens.

Fig. 1. — APPAREIL AUDITIF; OREILLE EXTERNE.

Cette figure représente le Conduit auditif externe et la Trompe d'Eustache.

1. Conduit auditif externe. — 2. Membrane du tympan. — 3. Trompe d'Eustache. — 4. Ouverture gutturale de la trompe. — 5. Artère carotide interne.

Fig. 1 *bis*. — APPAREIL AUDITIF; OREILLE INTERNE.

Cette figure représente l'os temporal dont on a enlevé la portion qui fait partie de la bas du crâne, afin de mettre en évidence les objets ci-dessous désignés.

1. Nerf auditif. — 2. Nerf facial, coupé pour découvrir le limaçon — 2 *bis*. Le même nerf après sa section. — 3. Canaux demi-circulaires. — 4. Limaçon. — 5. Rocher. — 6. Apophyse zygomatique. — 7. Artère carotide interne, entrant dans le crâne par le canal carotidien.

Fig. 2. — APPAREIL GUSTATEUR; LA LANGUE.

Les papilles de la langue sont grossies.

1. Papilles coniques. — 2. Lignes formées par les papilles filiformes. — 3. Papilles calicinées disposées en V. — 4. Glandules de la base de la langue. — Ligaments glosso-épiglottiques.

Fig. 3. — APPAREIL TACTILE; LA PEAU.

Structure de la peau étudiée au microscope, d'après Breschet.

1. Derme. — 2. Épiderme, disposé par couches. — 3. Papilles disposées par paires formant les lignes de la peau. — 4. Nerfs d'une papille. — 5. Conduit sudorifère se dégageant entre deux papilles. — 6. Glande et conduit sudorifères vus en entier. — 7. Glande et conduit épidermiques : le conduit s'ouvre dans le sillon intermédiaire aux paires de papilles. — 8. Appareil de sécrétion de la matière colorante de la peau, terminé par une foule de petits conduits. — 9. Vaisseaux absorbants. — 10, 10. Vaisseaux sanguins.

Fig. 4. — SYSTÈME PILEUX.

Coupe verticale d'un poil de la bajoue d'un bœuf, d'après Gauthier.

1. Membrane du follicule. — 2. Vaisseau s'introduisant dans le follicule par son orifice. — 3. Le même, descendant pour aller à la base du poil. — 4. La cavité du poil, dont la base repose sur un petit corps conoïde rougeâtre. — 5. Racine du follicule formée par des filets nerveux. — 6. Poil. — 7. Petits poils. — 8, 8. Follicules sébacés qui garnissent l'entrée du bulbe des poils.

Fig. 1.bis

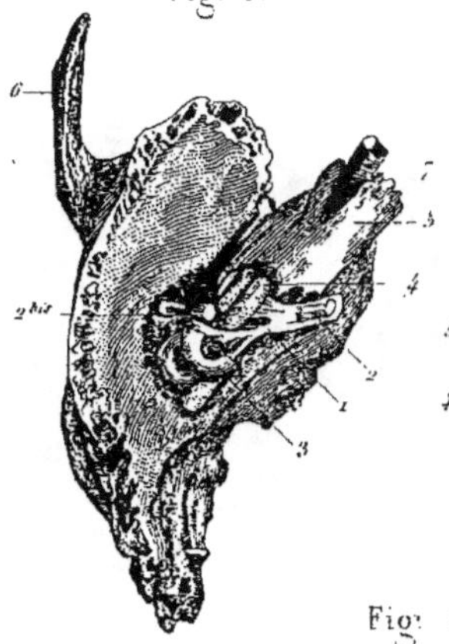

Fig. 1.

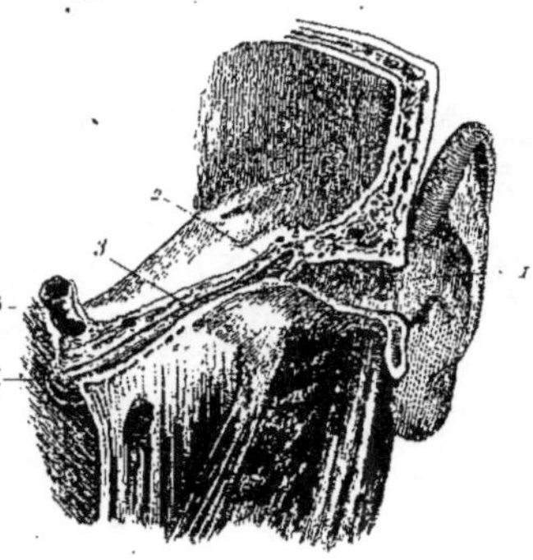

Fig. 2.

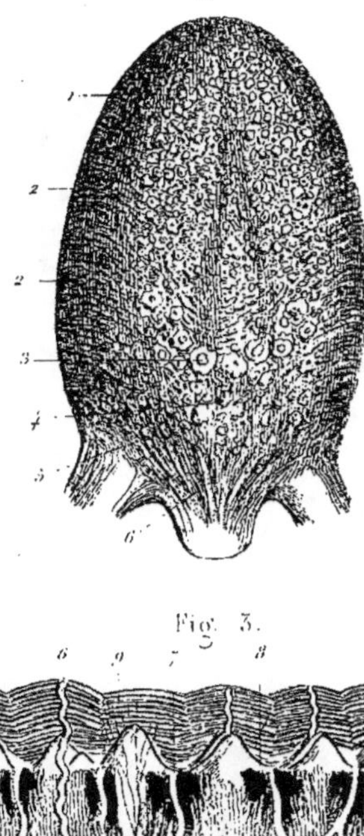

Fig. 3.

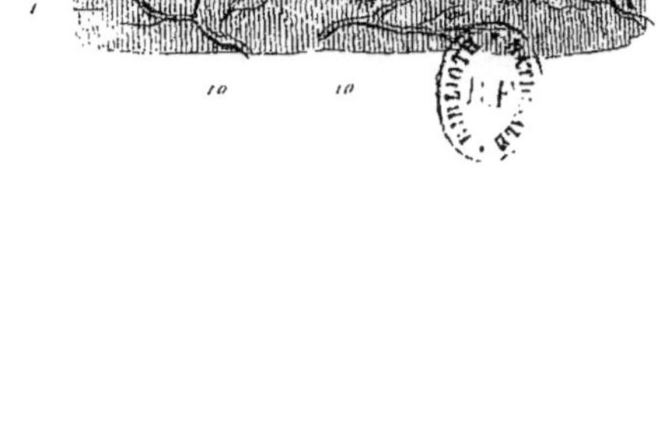

Fig. 4.

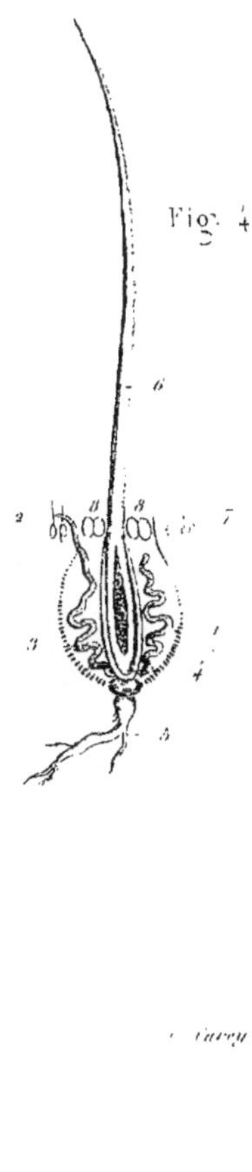

uellé del. arey et Gabriel sc.

BIBLIOTHÈQUE NATIONALE R.F. IMPRIMÉS

PLANCHE XIII.

Appareils de la digestion et de la sécrétion biliaire.

TUBE INTESTINAL ET FOIE.

Une portion de la paroi antérieure de l'estomac, et presque toute celle du duodénum sont enlevées, afin de montrer l'intérieur de ces viscères. Le foie est relevé pour faire voir la vésicule biliaire et le canal cholédoque.

1. Œsophage. — 2. Estomac. — 3. Intérieur de l'estomac. — 4. Valvule du pylore. — 5. Vue intérieure du duodénum. — 6, 6, 6, 6. Intestin grêle. — 7. Cœcum, offrant *a* l'appendice cœcal. — 8. Côlon ascendant. — 9. Côlon transverse. — 10. Côlon descendant. — 11. L'S du côlon. — 12. Rectum. — 13. Anus.

a. Foie. — *b*. Vésicule biliaire. — *c*. Conduit cystique. — d. Canal hépatique. — *e*. Canal cholédoque. — *f*. Ouverture du canal cholédoque dans le duodénum. — *h*. Ligament suspenseur du foie.

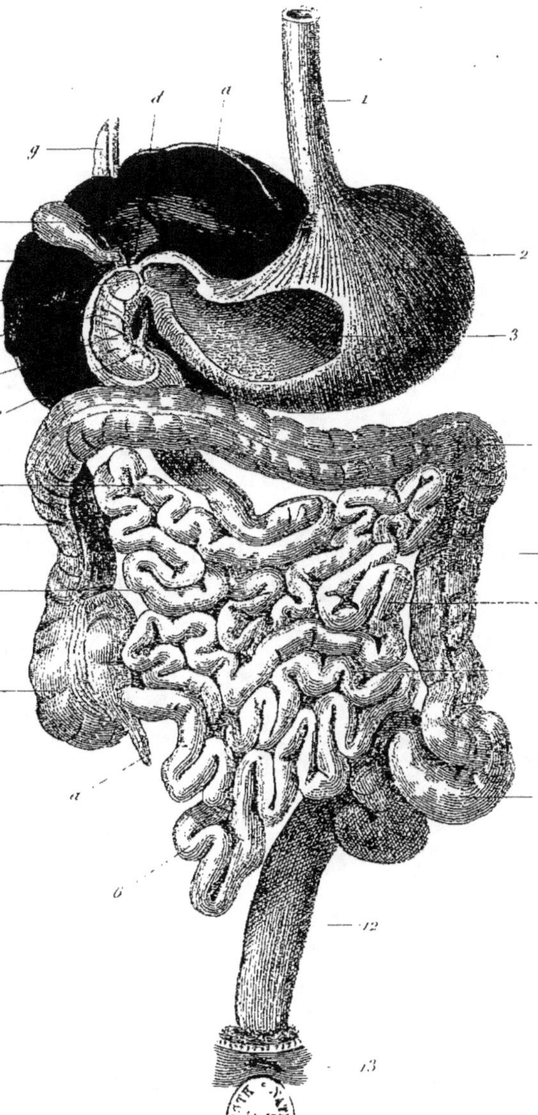

BIBLIOTHÈQUE NATIONALE R.F.

Léveillé del. C. Carey et Gabriel sc.

BIBLIOTHÈQUE NATIONALE

PLANCHE XIV.

Cadavre ouvert.

POSITION RESPECTIVE DES PRINCIPAUX VISCÈRES.

La voûte du crâne étant enlevée, on voit le cerveau recouvert par la dure-mère du côté gauche, par l'arachnoïde du côté droit. —Les parois de la poitrine et du ventre étant ôtées, on aperçoit, situés dans leur position normale, les poumons, le cœur, le foie, l'estomac, et les intestins sur lesquels flotte l'épiploon.

1. Hémisphère gauche du cerveau recouvert par la dure-mère. — 2. Hémisphère droit recouvert par la pie-mère et l'arachnoïde, qui dessinent les circonvolutions. — 3. Sinus veineux longitudinal. — 4. Dure-mère détachée et renversée. — 5. Poumon gauche. — 5 *bis* Poumon droit. — 6. Péricarde enveloppant le cœur. — 7, 7. Débris de la plèvre, qui a été enlevée. — 8. Médiastin antérieur, mis à découvert par l'enlèvement du sternum dont on voit encore l'extrémité inférieure. — 9. Diaphragme. — 10. Foie. — 11. Estomac. — 12. Epiploon. — 13. Intestin grêle. — 14. Côlon. — 15. Vessie. — 16, 16. Débris du péritoine, qui a été enlevé.

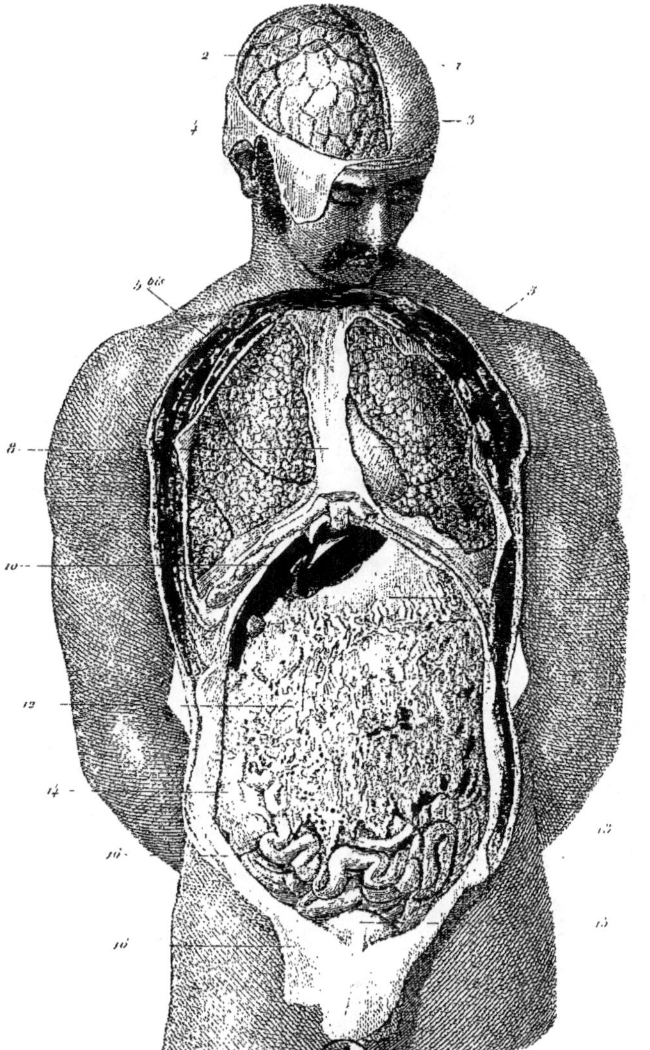

R.F. BIBLIOTHÈQUE NATIONALE

Léveillé del. C. Carey et Gabriel sc.

ATLAS D'ANATOMIE

PLANCHE XV.

Appareils de la respiration et de la circulation.

Fig. 1. — POUMONS, CŒUR ET GROS VAISSEAUX.

Dispositions respectives de ces organes. Les poumons qui, dans leur position normale, cachent en avant le cœur presque tout entier, sont écartés au moyen de deux érignes pour découvrir l'organe central de la circulation.

1. Trachée-artère : les bronches qu'elle forme en se divisant sont cachées presque entièrement par les vaisseaux; on voit cependant, 1 *bis*, la bronche droite. — 2. Poumon droit. — 3. Poumon gauche. — 4. Cœur. — 5. Veine cave supérieure, formée par *vs*, *vs*, les veines sous-clavières, et *vj*, *vj*, les veines jugulaires. — 5 *bis*. Veine cave inférieure. Les deux veines caves aboutissent à *o d*, l'oreillette droite, laquelle communique avec *v d*, le ventricule droit. — 6. Artère pulmonaire, naissant du ventricule droit et se subdivisant dans les poumons — 7, 7. Veines pulmonaires, se rendant à *o g* l'oreillette gauche, qui communique avec *v g*, le ventricule gauche. — 8. Artère aorte, naissant du ventricule gauche et fournissant, à sa crosse : *b c*, l'artère brachio-céphalique, laquelle se divise presque aussitôt en : *a s*, artère sous-clavière, et *a c*, artère carotide; *a c'* artère carotide gauche; *a s'*, artère sous-clavière-gauche. — 9. Aorte descendante.

Fig. 2. — ORGANE CENTRAL DE LA CIRCULATION; LE CŒUR.

Le cœur est coupé perpendiculairement par la moitié, et l'on voit l'intérieur des oreillettes et des ventricules. L'artère pulmonaire et l'aorte sont ménagés.

1. Veine cave supérieure. — 2. Intérieur de l'oreillette droite. — 3. Intérieur du ventricule droit. — Artère pulmonaire. — 5, 5. Veines pulmonaires. — 6. Intérieur de l'oreillette gauche. — 7. Intérieur du ventricule gauche. — 8. Aorte. — 9. Tronc brachio-céphalique. — 10. Artère carotide gauche. — 11. Artère sous-clavière.

Fig. 3. — CAVITÉS DU CŒUR.

On ne voit que la moitié postérieure et interne du cœur.

1. Oreillette droite. — 2. Ventricule droit. — 3. Oreillette gauche. — 4. Ventricule gauche. — 5. Cloison inter-auriculaire. — 6. Cloison inter-ventriculaire. — 7. Orifice auriculo-ventriculaire droit. — 8. Orifice auriculo-ventriculaire gauche.

BIBLIOTHÈQUE NATIONALE RF IMPRIMÉS

Fig. 1.

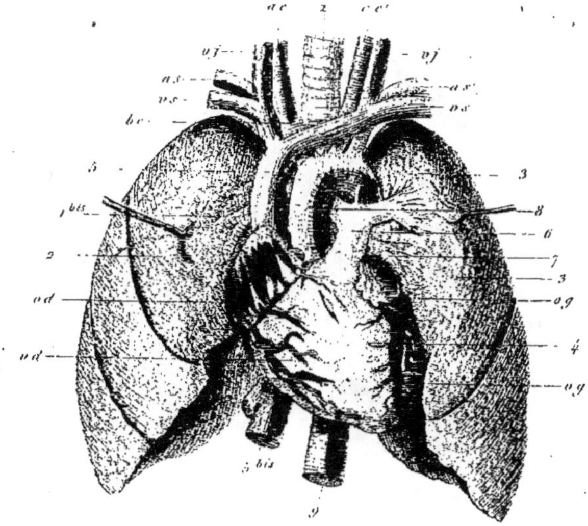

Fig. 3.

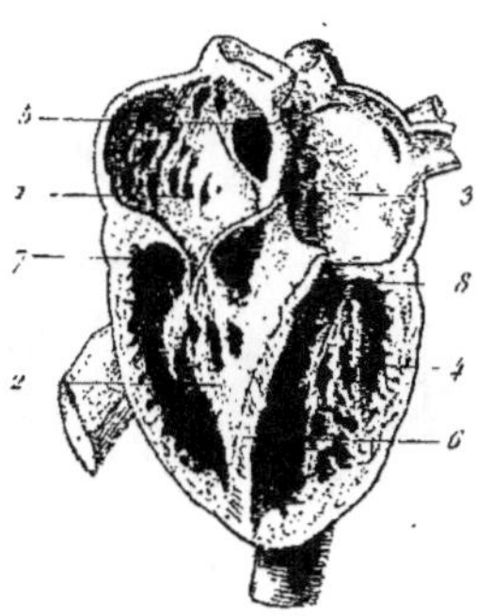

Fig. 2.

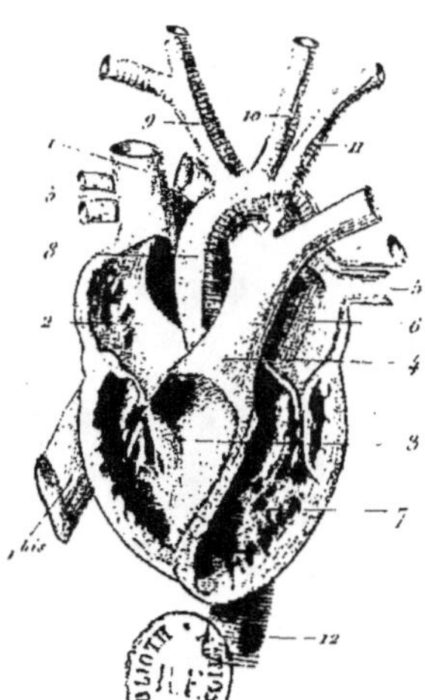

R.F.

del.

C. Carey et Gabriel sc.

BIBLIOTHÈQUE NATIONALE R.F. IMPRIMÉS

PLANCHE XVI.

Système artériel.

ARTÈRES VUES DANS LEUR ENSEMBLE.

Sur cette figure, les artères principales sont seules représentées. Mais il faut admettre, par la pensée, des divisions et subdivisions de ces vaisseaux en nombre indéfini et de plus en plus déliées.

1. Aorte, formant la crosse. — 2. Artère ou Tronc brachio-céphalique. — 3. Carotide primitive droite naissant du tronc brachio-céphalique. — 4. Carotide primitive gauche naissant de la Crosse de l'aorte. — 5. Carotide externe, fournissant : *a* la faciale, *b* la temporale, *c* l'occipitale. — 6. Carotide interne. — 7. Sous-clavière gauche naissant de l'aorte. — 8. Vertébrale, naissant de la sous-clavière. — 9. Axillaire. — 10. Humérale ou brachiale. — 11. Radiale. — 12. Cubitale, — 13. Inter-osseuse. — 14. Arcade palmaire. — 15, 15. Intercostales, naissant de l'aorte descendante ou pectorale. — 16. Tronc cœliaque, duquel naissent : — 17. l'Hépatique ; — 18. la Coronaire stomachique ; — 19. la Splénique. — 20. Rénale. — 21. Mésentérique supérieure. — 21 *bis*. Mésentérique inférieure. — 22. Lombaire. — 23. Uretère (conduit de l'urine). — 24. Artère iliaque primitive. — 25. Iliaque externe. — 26. Iliaque interne. — 27. Circonflexe. — 28. Épigastrique. — 28. Crurale sortant de l'anneau de même nom. — 30. Musculaire profonde. — 31. Point où la crurale traverse l'anneau du grand adducteur. — 32. Poplitée. — 33. Tibiale postérieure. — 34. Tibiale antérieure. — 35. Pédieuse.

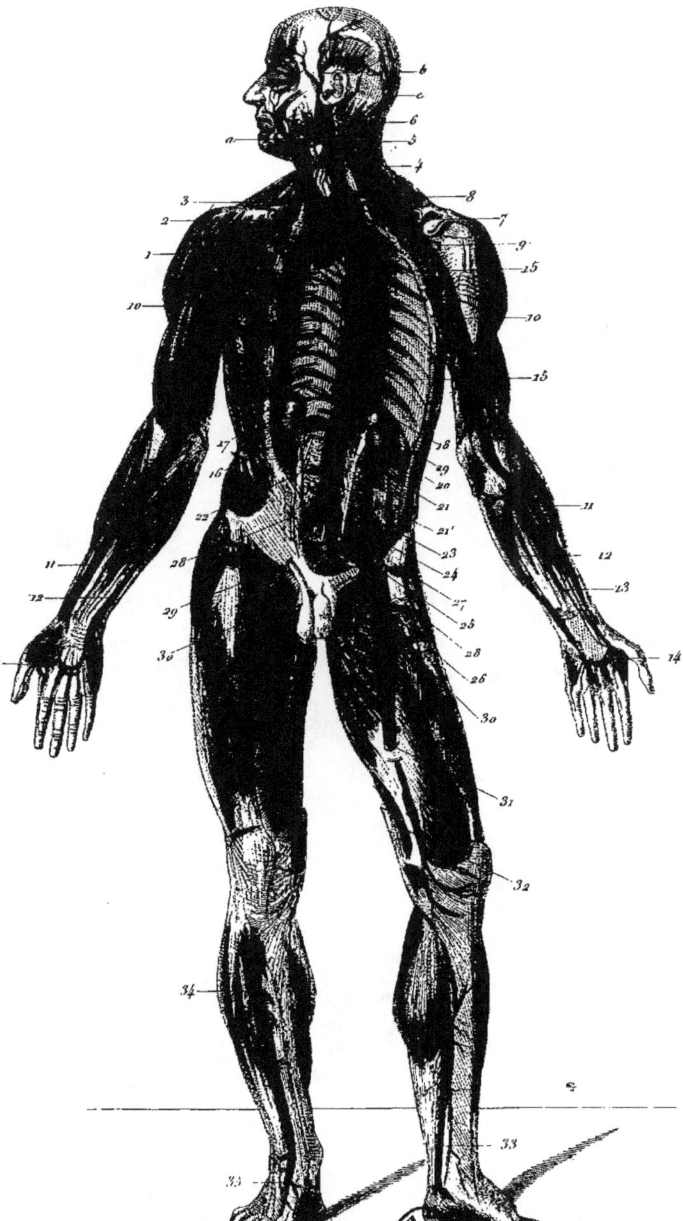

Léveillé del. C. Carey et Gabriel sc.

BIBLIOTHÈQUE NATIONALE R F

PLANCHE XVII.

Système veineux.

VEINES CONSIDÉRÉES DANS LEUR ENSEMBLE.

Même remarque que pour les artères : sont seules indiquées que les veines très-apparentes.

v c s. Veine cave supérieure. — *v c i*. Veine cave inférieure. — *v a*. Veine azygos, reliant les deux veines caves qui vont aboutir à l'oreillette droite du cœur. — *p a*. Petite veine azygos, se jetant dans la grande azygos.

La Veine cave supérieure résulte des veines suivantes n°s 1 à 20 — 1. Temporales. — 2. Occipitales. — 3. Jugulaire externe. — 4. Jugulaire interne. — 5. Jugulaire antérieure. — Thyroïdienne. — 7. Radiales. — 8. Cubitales. — 9. Médiane commune. — 10. Médiane céphalique. — 11. Médiane basilique. — 12. Céphalique. — 13. Basilique. — 14. Céphalique pénétrant dans la sous-clavière. — 15, 16, 17, 18. Veines profondes du bras, accompagnant les artères qui leur donnent leurs noms. — 19. Veine axillaire. — 20. Sous-clavière.

La Veine cave inférieure résume toutes celles des parties inférieures : — 21. Pédieuse. — 22. Commencement de la Saphène interne. — 23 et 25. Saphène interne. — 25. Veines superficielles de la cuisse, se jetant, avec la saphène, dans la crurale. — 26, 27, 28, 29. Veines satellites des artères de la jambe et de la cuisse. — 30. Veine crurale. — 31. Iliaque interne. — 32. Iliaque primitive. — 33. Rénale.

La Grande veine azygos reçoit les Intercostales du côté droit; — la Petite azygos reçoit les Intercostales gauches.

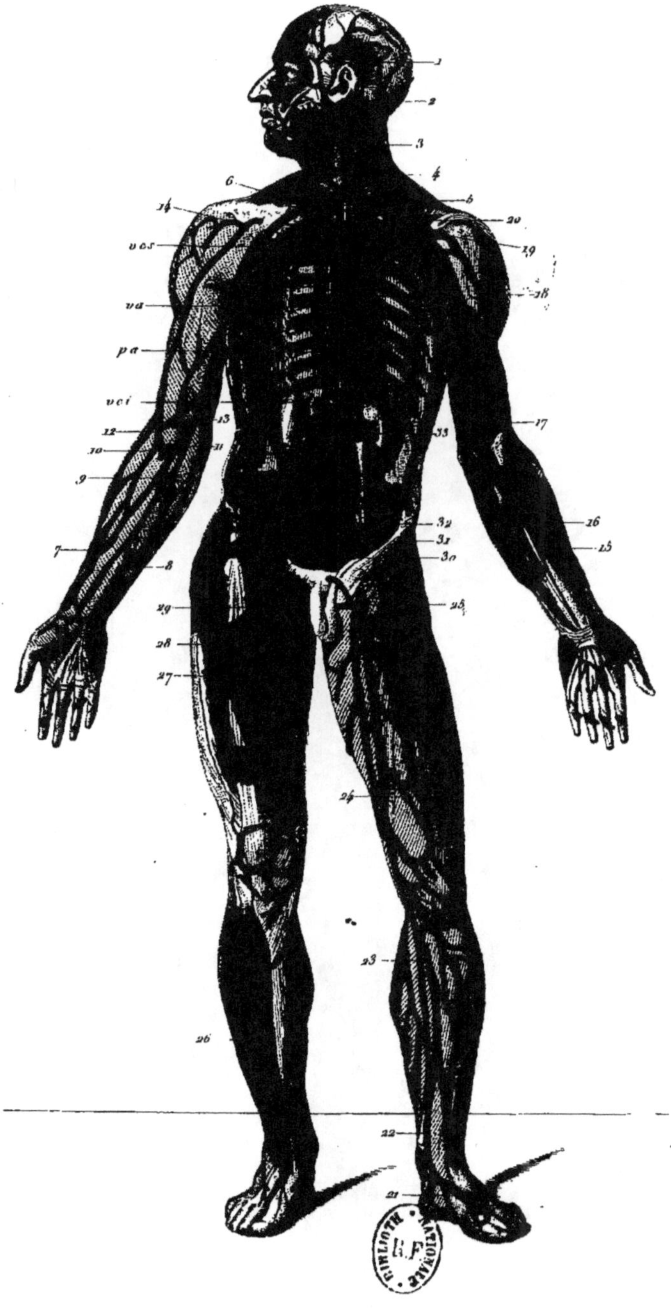

BIBLIOTH. NATIONALE B.F.

...éveillé del. *C. Carey et Gabriel sc.*

[library stamp]

PLANCHE XVIII.

Système lymphathique.

VAISSEAUX ET GANGLIONS LYMPHATIQUES DANS LEUR ENSEMBLE.

Il n'y a de représenté sur cette figure que ce qu'il faut pour donner une idée de la disposition générale du système. On doit se figurer une immense quantité de très-petites lignes blanches, flexueuses, qui s'anastomosent mille et mille fois en couvrant les organes.

ct. Canal thoracique. — *p c*. Petit canal thoracique ou Grande veine lymphatique : ces deux troncs sont le résumé de tous les vaisseaux lymphatiques. (Ceux du bras droit, de la moitié droite du cou et de la tête, et ceux du côté droit de la poitrine forment le Petit canal thoracique; les autres forment le Canal thoracique proprement dit).

1. Vaisseaux et ganglions de la tête et du cou. — 2. Ganglions du cou. — 3. Lymphatiques superficiels de l'avant-bras. — 4. Lymphatiques superficiels du bras. — 5, 6. Lymphatiques profonds du membre supérieur. — 7. Ganglions axillaires. — 8, 9, 10. Lymphatiques superficiels du membre inférieur. — 11. Ganglions superficiels de l'aine. — 12, 13. Lymphatiques profonds du membre inférieur. — 14. Ganglions profonds de l'aine. — 15. Ganglions du tronc, auxquels aboutissent les lymphatiques des viscères du bas-ventre, etc.

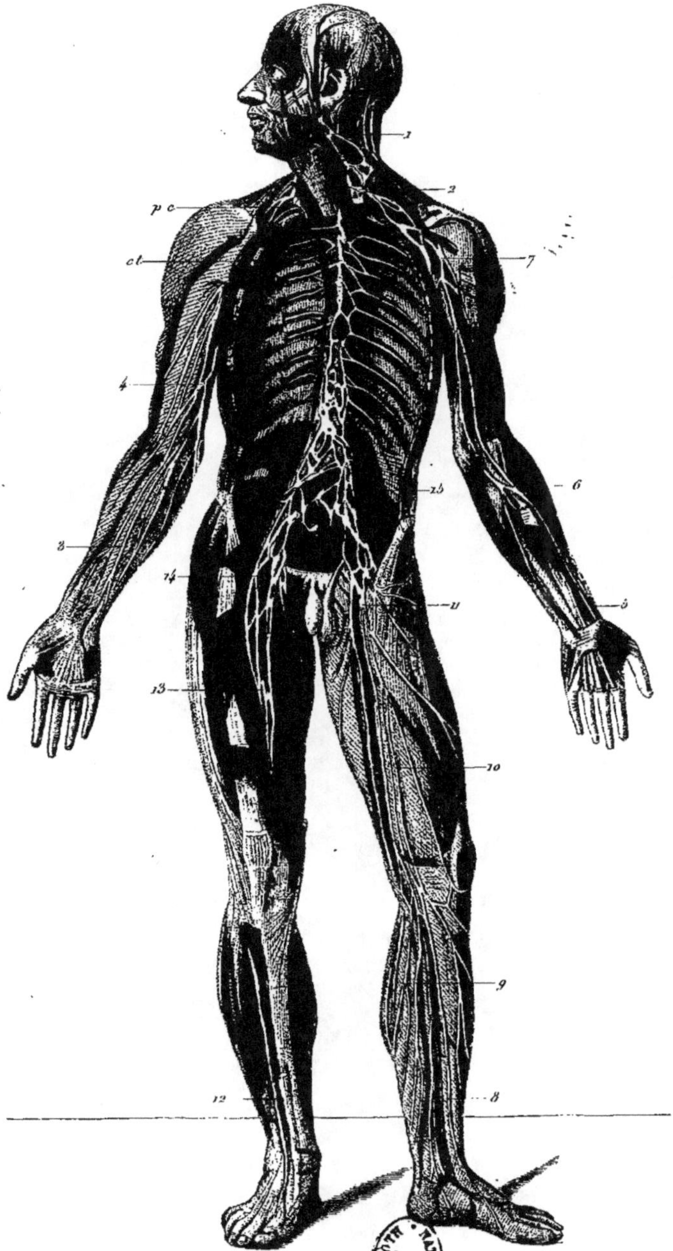

BIBLIOTH. NATIONALE B.F.

...veillé del. C. Carey et Gabriel sc.

BIBLIOTHÈQUE NATIONALE R.F. IMPRIMÉS

PLANCHE XIX.

Appareil génital et urinaire.

Fig. 1. — APPAREIL GÉNITO-URINAIRE DE L'HOMME.

Cette figure représente la moitié droite du bassin. La vessie et le rectum sont intacts, mais un côté du scrotum est enlevé, ainsi que le corps caverneux gauche jusqu'au gland. Le rein manque pour compléter l'appareil urinaire.

1. Uretère. — 2. Vessie. — 3. Cordon ligamenteux dû à l'ouraque oblitéré après la naissance. — 4. Testicule enveloppé de ses membranes propres. — 5. Cordon spermatique. — 6. Artère et veine spermatiques. — 7. Canal déférent. — 8. Vésicule séminale gauche. — 9. Prostate. — 10. Canal de l'urètre, dont la paroi externe est enlevée. — 11. Verge ou Pénis. — 12. Cloison qui sépare les deux Corps caverneux.

A. Intestin grêle. — B. Rectum. — C. Vaisseaux iliaques primitifs.

Fig. 2. — APPAREIL GÉNITO-URINAIRE DE LA FEMME.

Moitié droite du bassin : la vessie, le vagin et le rectum sont divisés de haut en bas ; la moitié du côté droit reste : on voit sa face interne.

1. Vessie. — 2. Canal de l'urètre. — 3. Clitoris. — 4. Grande lèvre. — 5. Entrée du vagin. — 6. Cloison recto-vaginale. — 7. Cloison vésico-vaginale. — 8. Col de la matrice. — 9. Matrice. — 10. Trompes de Fallope. — 11. Ovaire du côté droit.

Fig. 1

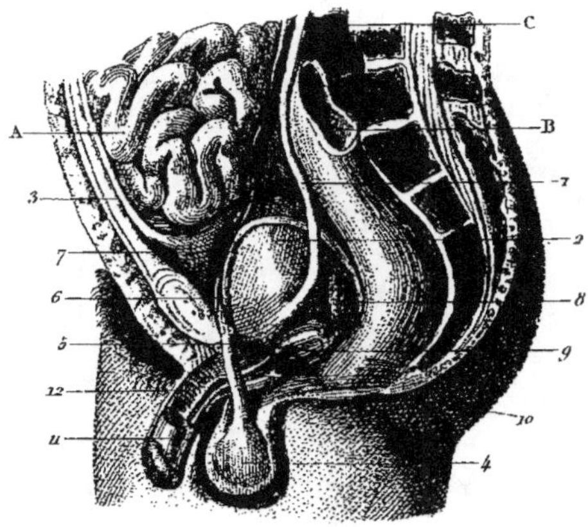

Fig. 2.

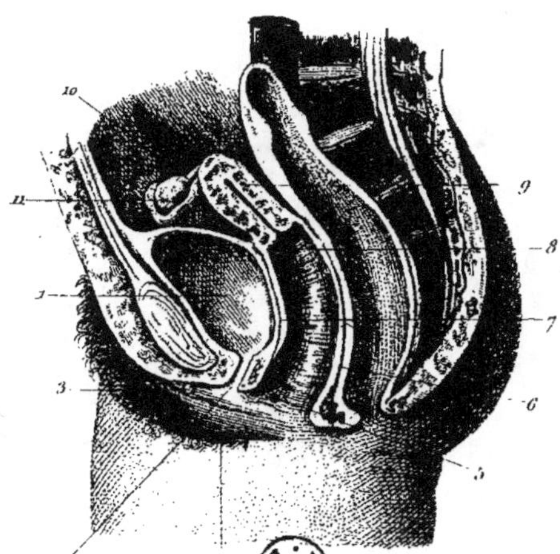

BIBLIOTH. NATIONALE R.F.

...illé del. Ch. Carey et Gabriel sc.

BIBLIOTHÈQUE NATIONALE R.F.

PLANCHE XX.

Anatomie du fœtus

ORGANES DE LA CIRCULATION FOETALE.

Nouveau-né avec son placenta. Les parois de la poitrine et du ventre sont enlevées ; le foie est relevé au moyen d'une érigne. On voit le cœur et les poumons, l'aorte, les vaisseaux du cordon, les veines caves et la veine porte.

1. Placenta (face fœtale) : *a'* partie recouverte par le chorion; *b,* partie privée du chorion pour faire voir les vaisseaux; *c,* débris des membranes de l'œuf. — 2, 2, 2. Racines de la veine ombilicale. — 3. Veine ombilicale. — 4. Ouverture ombilicale laissant passer les vaisseaux du cordon. — 5. Veine ombilicale se rendant au foie. — 6. Branche de l'ombilicale pénétrant dans cette glande. — 7. Veine porte, s'anastomosant avec la Veine ombilicale. — 8. Canal veineux — 9. Point où le canal veineux se jette dans la Veine cave inférieure. (La Veine hépatique ne se voit point sur cette figure.) — 10. Oreillette droite du cœur. — 11. Artère pulmonaire : on voit le commencement des deux branches qu'elle envoie aux poumons et qui sont petites chez les fœtus. — 12. Canal artériel. —13. Point où le canal artériel se jette dans l'aorte. — 14. Aorte abdominale. — 15. Division de l'aorte en Iliaques primitives. — 16. Division de chaque iliaque primitive en Iliaque interne et Iliaque externe, lesquelles sont très-peu développées chez le fœtus. — 17 et 18. Artères ombilicales, naissant de l'iliaque. — 19. Artères ombilicales, formant le Cordon avecla veine de même nom. — 20, 20, 20. Ramifications des artères ombilicales dans le placenta.

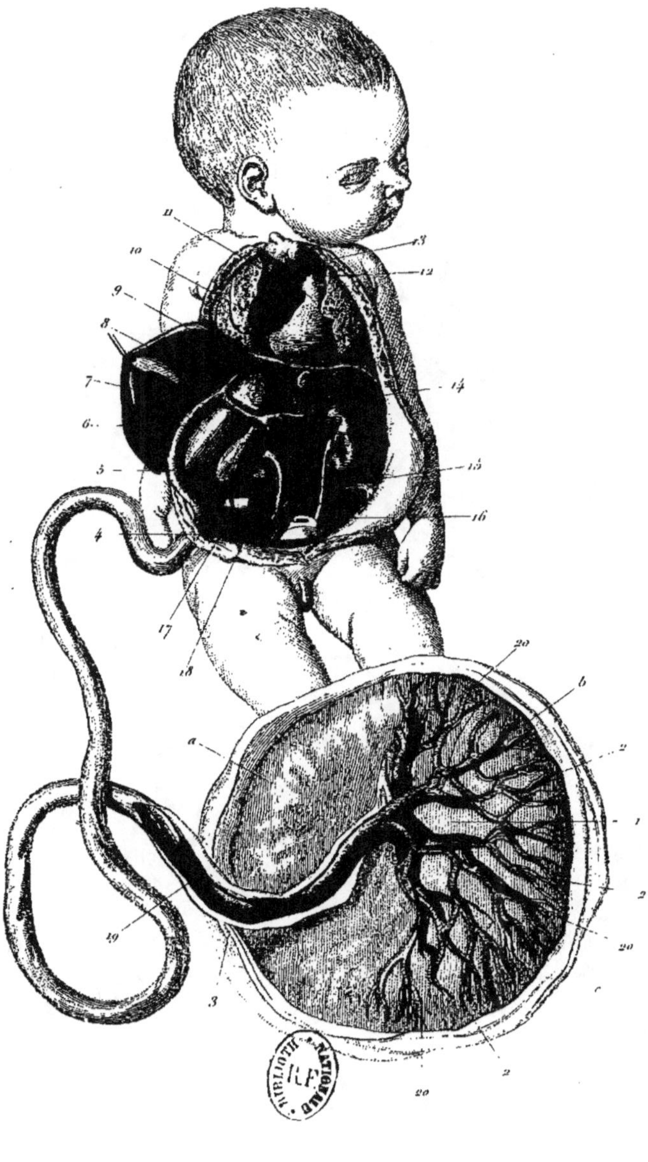

BIBLIOTH. NATIONALE R.F.

Léveillé del. *C. Carey et Gabriel sc.*

BIBLIOTHÈQUE NATIONALE R.F. IMPRIMÉS

PRÉCIS D'ANATOMIE

DES FORMES EXTÉRIEURES

A L'USAGE DES ARTISTES

Pour reproduire dans toute sa perfection la nature humaine par le crayon, le pinceau ou le burin, il faut s'appliquer à rendre aussi exactement que possible les formes extérieures et l'expression des traits. Il ne suffit pas d'être esclave des lignes, des proportions, des saillies et des dépressions : s'il ne sait communiquer le mouvement et la vie, l'artiste ne fait qu'une œuvre froide, inanimée, qui ne produit aucune sensation; ou bien cette sensation devient pénible si à la vérité de l'expression et du coloris ne s'ajoutent l'harmonie des formes et le fin du modelé.

Le génie de l'artiste se révèle principalement dans la composition, c'est-à-dire dans l'arrangement, l'harmonie des diverses parties d'un tableau ou d'un groupe de marbre, dans l'attitude qu'il prête aux personnages suivant leur caractère et leur rôle, et dans le coloris. Mais à cet égard, les règles et les leçons sont presque inutiles, car tout dépend de la manière de voir et de sentir, du jugement et de l'imagination, et il est impossible de communiquer soit l'un soit l'autre à celui qui n'a pas reçu ces précieux dons de la nature. Voilà pourquoi des peintres d'un talent réel ne peuvent traiter tous les objets avec un égal succès, pourquoi le mérite de leurs œuvres est souvent si différent, selon leur aptitude particulière pour tel ou tel genre.

Il n'en est pas de même quand il s'agit de copier, de reproduire les formes dans ce qu'elles ont de palpable, de matériel. Comme tout peut être touché du doigt, mesuré, calculé, le dessin n'est plus qu'une sorte de géométrie dont l'étude, accessible à tout le monde, a ses règles, ses lois invariables. Ce sont ces règles qu'ont voulu poser tous ceux qui ont fait ou écrit des cours d'anatomie artistique; ce sont elles aussi que nous nous proposons de résumer dans cet exposé succinct.

Si la connaissance de l'anatomie est nécessaire pour reproduire l'image de l'homme, l'étude de la physiologie l'est tout autant pour rendre l'expression des sentiments; en effet. c'est par le jeu des muscles que ces sentiments divers se manifestent; c'est par l'étude des tempéraments qu'on peut représenter les attributs des diverses constitutions; c'est en un mot par l'initiation aux secrets du mécanisme du corps humain que l'on peut parvenir à exprimer le mouvement, la vie (1).

Nous bornant à l'exposition des règles générales qui doivent guider les Artistes, nous diviserons ce travail de la manière suivante : 1° esquisse générale et proportions du corps; 2° formes de la tête; 3° formes du cou; 4° formes du tronc; 5° formes des membres; 6° surface externe de la peau.

Esquisse générale et proportions.

De tout temps on a essayé de renfermer le corps dans des figures géométriques. Cette pratique est mauvaise parce qu'elle fait prendre des habitudes routinières aux élèves, qui croient pouvoir remplacer l'étude raisonnée de la nature par l'usage de la règle et du compas. Ce qu'il y a de plus général à dire à cet égard et ce qui distingue l'Homme de la Femme, c'est que si l'on trace la figure de leur corps entre deux lignes parallèles, le bassin et les épaules du premier y sont compris, tandis que le bassin de la seconde déborde un peu et que ses épaules rentrent.

Quelques lignes flexueuses très-simples peuvent rappeler la forme du corps humain vu de face. Ainsi la tête peut être figurée par un ovoïde à grosse extrémité supérieure. Deux lignes qui se portent en bas et en dehors dessineront le cou, dont la forme ne sera plus douteuse si l'on tire de haut en bas et de dehors en dedans deux autres lignes rappelant les saillies des muscles sterno-cleïdo-mastoïdiens. Le tronc peut être circonscrit par deux lignes plus grandes

(1) Si les artistes sont frappés de cette vérité, nous leur conseillons de lire notre ouvrage intitulé ANTHROPOLOGIE; là, l'Anatomie et la Physiologie s'éclairent l'une l'autre; de même l'Hygiène et la Pathologie, qui les suivent, en reçoivent les plus vives lumières.

qui, partant des aisselles, se dirigent de haut en bas, d'abord obliquement de dehors en dedans. puis en sens contraire jusqu'aux crêtes iliaques. Pour le membre supérieur, il suffit de deux lignes qui, presque parallèles en haut, s'écartent au-dessous du coude pour simuler le renflement de l'avant-bras, se rapprochent ensuite vers le poignet et s'écartent de nouveau afin de former la main. Quant au membre inférieur, la cuisse représente une espèce de cône renversé; un léger renflement dessine l'extrémité articulaire des os; puis les deux lignes, après s'être rapprochées, s'écartent de nouveau pour circonscrire le mollet, puis se rapprochent encore jusque vers les malléoles, où elles dessinent un renflement léger pour contourner le pied.

Vue de profil et de dos, la silhouette de l'homme est tout aussi simple. Mais il est inutile de nous y arrêter, car il n'est pas un élève qui ne puisse la dessiner sans peine d'après le modèle.

L'étude des proportions est la chose la plus importante. Plusieurs auteurs les ont déterminées avec une exactitude plus ou moins rigoureuse, mais les règles posées par Jean Cousin (1) sont celles que l'on suit généralement dans les écoles et qui méritent la préférence.

Pour mesurer, il faut un terme de comparaison. Ce terme varie : c'est la *tête*, pour estimer la hauteur du corps et la longueur des membres; c'est la longueur du nez (ou *partie*), pour indiquer les proportions des différentes régions.

Ceci convenu, voici les mesures du corps de haut en bas : le corps a pour longueur totale 8 têtes.

Tête jusqu'au menton	1 tête.
De la partie inférieure du menton aux mamelons	1
Du mamelon au nombril	1
Du nombril aux parties génitales	1
Des parties génitales à la partie moyenne de la cuisse	1
Du milieu de la cuisse au genou	1
Du genou au-dessous du mollet	1
De dessous le mollet au talon	1

Longueur et mesures du tronc en avant :

Des épaules aux parties génitales	3 têtes.
Des épaules au mamelon	1
Du mamelon au nombril	1
Du nombril aux parties génitales	1
D'une épaule à l'autre	2
D'un trochanter à l'autre	2 1/2

(1) *L'art de desseigner* de maistre Jean Cousin; Paris, achevé d'imprimer le 25 avril 1685.

Longueur et mesure des membres.

De l'extrémité du doigt médius d'une main à la même extrémité de la main opposée, lorsque les bras sont étendus	8 têtes.
De l'articulation de l'épaule à celle du poignet	2
Du poignet à l'extrémité du médius	1
Des parties génitales à la plante du pied	4

Mesures de la tête : Elle se divise en partie ou longueur de nez.

Du sommet de la tête à la racine des cheveux	1 partie.
De la naissance des cheveux à la racine du nez	1
De la racine du nez à la partie inférieure du menton.	1

Mesures du poignet et de la main.

Du poignet à l'extrémité des phalanges	4 parties.
Le poignet seul	1
La main et les phalanges	3

Le pouce se termine au niveau de la partie moyenne de la première phalange de l'indicateur.

L'indicateur se termine au niveau de la partie moyenne de la dernière phalange du médius.

L'annulaire se termine au niveau du tiers supérieur de cette même phalange.

L'auriculaire s'étend jusqu'à la dernière articulation de l'annulaire.

Mesures du pied.

Longueur totale du pied 4 parties.

Le petit orteil prend naissance au dernier tiers de la troisième partie, et ne dépasse pas la moitié de la phalange du gros orteil.

Les orteils suivants augmentent progressivement de la longueur de l'ongle.

On divise encore le pied en trois parties égales chacune au diamètre du bas de la jambe.

Mesures de longueur et d'épaisseur.

La ligne qui passe devant les yeux est divisée en cinq parties dont les yeux occupent la deuxième et la quatrième, et le nez la troisième.

Sur le milieu de la troisième ligne qui partage la hauteur de la face, le nez occupe un espace égal à la largeur de l'œil.

La bouche a un œil et demi de largeur.

L'oreille s'étend de la ligne des yeux jusqu'à celle du nez. Sa largeur n'est que la moitié de sa longueur.

Le cou, au niveau de la ligne du nez, a une demi-tête ou deux parties de largeur; tout à fait en bas, il est deux fois aussi large.

D'une épaule à l'autre 4 parties.

Le corps étant vu de profil.

De l'épaule au niveau du mamelon	5 parties.
Au niveau du nombril	4
Au-dessous de la fesse	4 1/2

Le membre supérieur a en largeur :

Au niveau du coude en avant	1/3 de tête.
Au poignet	1 partie.
A l'articulation	3/4 de part.

Le membre inférieur offre transversalement :

A la hauteur des parties génitales	3 parties.
Au milieu du membre	2 2/3
Au genou	1 3/4
A la hauteur du mollet	2 1/4
Sous le mollet	1 3/4
Au-dessous de la cheville	1

Chez la femme quelques différences existent :

Longueur totale du corps	8 têtes moins 1 partie.
D'une épaule à l'autre	6 parties.
A la ceinture	5
D'une hanche à l'autre	8

Chez l'enfant on trouve

Longueur totale :	de 3 à 4 ans	5 1/2 têtes
	de 8 à 9 ans	6
	de 12 à 15 ans	6 1/2
	de 15 à 17 ans	7

Chez l'enfant de trois ans environ la hauteur totale est donc de 5 têtes, dont

Du sommet de la tête aux parties génitales	3
Du mamelon au nombril 3 parties et demie de la tête	
Du nombril au pli inférieur du ventre	1/2 tête.
Le pied mesure la distance qui sépare la naissance des cheveux de la bouche.	
Longueur de la main	2 parties et demie de la tête.
Diamètre des épaules	1 tête.
Diamètre de la ceinture	1
Diamètre des hanches	1

Telles sont les proportions établies par Jean Cousin. Si on ne les trouve pas toujours d'une exactitude irréprochable, c'est que la nature est capricieuse, que les individus présentent des variations nombreuses. Nous passons sous silence les systèmes métriques de Gerdy et de Montabert, parce que, malgré leur mérite incontestable, celui que nous venons d'exposer est le plus simple et le plus commode.

Formes extérieures de la tête.

Nous considérerons d'abord la Tête; et de là successivement le front, les yeux, le nez, la bouche, le menton, les joues.

Le *front* varie beaucoup en hauteur et en largeur; mais dans la belle nature il a de larges proportions, indiquées plus haut. Sa surface est plus ou moins plane ou bombée; elle offre de légères bosses au-dessus des orbites (bosses frontales). Les sourcils forment deux arcades qui dépassent en dehors les arcades orbitaires; une dépression aboutissant à la racine du nez les sépare. Les parties latérales du front sont constituées par les tempes, que limite en haut la ligne courbe de l'os Temporal, ligne très-prononcée près de l'orbite et qui se dessine en sillon lorsque le Muscle temporal est volumineux et surtout qu'il se contracte fortement. La peau du front est mobile, car elle adhère au Muscle frontal, qui, en se contractant, lui imprime des rides transversales, rendues permanentes dans l'âge avancé. On remarque aussi, dans certaines circonstances où les passions agissent, des rides perpendiculaires, dues au froncement vertical de la peau par les muscles Orbiculaires des paupières, lesquels rapprochent les sourcils au-dessus de la racine du nez.

Le *nez* est cette espèce de pyramide dont le sommet se perd au-dessous de la dépression frontale, où existent fréquemment deux rides, et dont la base regarde en bas, étant inclinée généralement plus à droite qu'à gauche, sans doute à cause de l'habitude que l'on a de se moucher avec la main droite. L'extrémité inférieure (lobe du nez) plus ou moins pointue, arrondie ou tronquée, paraît divisée en deux lobules correspondant aux deux cartilages. Les deux ouvertures sont dirigées d'avant en arrière, et de dedans en dehors, parce que la cloison qui les sépare descend plus bas que les ailes; comme nous l'avons dit, le nez doit être la quatrième partie de la tête. Le dos de cet organe a une épaisseur et une direction variables suivant les sujets. Les côtés sont triangulaires et se confondent avec les joues en formant deux plans dont l'inclinaison varie.

L'ouverture de la *bouche* est circonscrite par les lèvres, dont l'épaisseur est variable suivant les sujets, et qui s'adaptent exactement l'une contre l'autre. La supérieure présente à sa partie moyenne une sorte de gouttière dont les bords saillants aboutissent à la cloison nasale; l'inférieure en présente une aussi qui se perd dans la gouttière transversale du menton. Lorsque la bouche est fermée il existe entre les lèvres un sillon flexueux, plus ou moins profond suivant l'épaisseur de ces voiles, sillon à direction horizontale, et dont les extrémités se relèvent ou s'abaissent chez quelques sujets. La lèvre supérieure dépasse le plus souvent l'inférieure et la recouvre en avant. Du reste chacun connaît l'extrême mobilité de ces parties, qui sont, après les yeux, le second miroir de l'âme. Les muscles Orbiculaires, Zygomatiques, Triangulaires du menton, etc., obéissent aux impressions morales qui se reflètent sur la bouche.

Le *menton* rappellerait fidèlement les formes osseuses, s'il n'était modifié par du tissu cellulaire dense et quelques muscles peu prononcés. Un sillon transversal, dû à la résistence du tissu cellulaire placé entre la peau et l'os dans ce point, le sépare de la lèvre inférieure. C'est encore à la présence d'un tissu pareil qu'est due la fossette qu'on remarque au milieu de cette partie chez les personnes un peu grasses.

L'*œil* est situé au centre d'une cavité osseuse (orbite) presque quadrilatère, mais qui a la forme d'un ovoïde sur le vivant. Le bord supérieur de cette cavité est plus saillant que l'inférieur. L'œil est encadré par les paupières, qui le recouvrent en partie, et dont la supérieure dessine une courbe gracieuse, accusée par un pli dû au froncement des tissus. La paupière inférieure est moins longue et s'allonge fort peu; elle présente souvent une gouttière prononcée qui dessine le bord orbitaire et qui devient surtout manifeste à la suite d'excès de plaisir et de fatigue. A l'angle Palpébral externe se dessinent principalement chez les sujets âgés, des plis ou rides qui se perdent en divergeant sur la tempe, ce que l'on désigne par l'expression de *patte d'oie*.

Quant aux *yeux*, nous ne pouvons que renvoyer à la description de leurs différentes parties et des muscles qui les font mouvoir. Faisons remarquer, toutefois, que leur position est telle, qu'une ligne droite, menée par la partie moyenne des commissures palpébrales internes, ne coupe pas les angles externes, mais passe un peu au-dessous : en d'autres termes, les angles externes des paupières sont un peu plus élevés que les internes.

Les *joues* offrent chez les sujets d'un embonpoint médiocre des contours gracieux, un modelé qui embellit la physionomie. On doit remarquer les choses suivantes : la saillie formée par l'Os de la pommette; le léger creux qui existe au-dessous, lequel est très-prononcé chez les sujets maigres; plus bas et sur le côté, une surface place, qui est creuse chez le vieillard privé de dents; plus en arrière se présente le méplat du muscle Masséter, lequel se dessine en relief lorsqu'il se contracte. Au-dessus de ce plan est la saillie formée par l'arcade zygomatique, laquelle se dessine fortement, comme la pommette, chez les sujets maigres, phthisiques. On remarque divers sillons sur la joue, presque nuls dans l'âge tendre, mais se caractérisant de plus en plus au fur et à mesure qu'on avance dans la vie. Ils correspondent à des intervalles musculaires. Le plus constant est celui qui correspond au bord antérieur du muscle Élévateur commun de l'aile du nez et de la lèvre supérieure.

L'*oreille* ne mérite pas que nous nous y arrêtions : c'est une partie immobile qu'il faut dessiner comme tout autre objet. Derrière son pavillon, il ne faut pas oublier l'Apophyse mastoïde, dont le sommet, qui regarde en bas, est presque effacé par l'insertion du muscle Cléido-mastoïdien. Entre elle et la Branche ascendante de l'os Maxillaire inférieur, on voit une dépression, sorte de gouttière prononcée, surtout chez les sujets maigres, et que limite en arrière le muscle Sterno-mastoïdien (1).

Les mouvements de la face sont extrêmement nombreux. La physionomie leur doit toutes ses expressions si diverses et si mobiles; mais on conçoit que leur étude nous entraînerait trop loin; d'ailleurs elle appartient à la physiologie plutôt qu'à l'anatomie.

Nous n'avons pas parlé du *crâne*, parce que nous n'aurions pu que répéter mot pour mot la description ostéologique qui en est faite dans l'ANTHROPOLOGIE. Si l'artiste croyait devoir s'attacher à rendre les faibles nuances que présente sa forme suivant le caractère dominant de l'individu, nous le renverrions au *système de Gall* et au *système physiognomonique* de Lavater qui sont exposés dans notre ouvrage.

Formes extérieures du cou.

Le *cou*, vu par sa face antérieure, présente sur la ligne médiane la saillie du Cartilage thyroïde (pomme d'Adam), laquelle est bien moins apparente chez la femme que chez l'homme. Plus bas existe un léger renflement produit par le Corps thyroïde : ce corps est une espèce de glande (non figurée dans l'Atlas) qui acquiert quelquefois un développement morbide considérable (gros cou, grosse gorge). Tout à fait inférieurement, est un creux (fosse sus-sternale) quelquefois à peine visible, dans d'autres cas plus prononcé, surtout chez les sujets maigres; ce creux est dû aux saillies des faisceaux antérieurs des deux muscles sterno-mastoïdiens, à l'enfoncement de la trachée-artère et à la position avancée du sternum. Les deux muscles Sterno-mastoïdiens, un de chaque côté, se dessinent vigoureusement sous la peau en figurant un V. Ils limitent la partie antérieure du

(1) Le cléïdo et le sterno-mastoïdien sont deux faisceaux que forme le Sterno-cléïdo-mastoïdien en se divisant à la partie inférieure.

cou. En dehors ou sur les côtés, est une sorte de dépression triangulaire comprise entre les deux faisceaux dont se compose chaque muscle sterno-cléïdo-mastoïdien, c'est-à-dire entre le faisceau sterno-mastoïdien et le faisceau cléïdo-mastoïdien, qui comptent chacun pour un muscle distinct.

» En arrière et sur le côté, le cou présente deux grandes et belles lignes courbes qui réunissent harmonieusement la tête à la poitrine. Elles sont formées par les bords arrondis et contournés des Trapèzes. En haut et sur la ligne médiane, on distingue la dépression occipitale ou fossette de la nuque, presque toujours cachée par les cheveux et due à l'écartement des deux muscles Grands-complexus. En se rapprochant, ces muscles produisent une surface arrondie à laquelle succède le méplat cervico-dorsal de l'aponévrose ovoïde des trapèzes. L'apophyse épineuse de la septième vertèbre proémine sur ce méplat. Les parties latérales triangulaires et à surfaces arrondies vont se confondre avec les côtés du cou et correspondent aux muscles Grands-complexus, dont les saillies se font sentir à travers les fibres minces des Trapèzes. »

Les formes du cou sont modifiées nécessairement par les mouvements qu'exécute la partie.

Dans l'extension, c'est-à-dire lorsque l'occiput s'incline en arrière, la peau et les muscles de la partie antérieure se tendent, et le larynx forme une saillie prononcée qui fait paraître encore plus creuse la fosse sus-sternale. Le méplat triangulaire qui sépare les deux faisceaux du Sterno-cléido-mastoïdien est lui-même plus apparent, par la raison que ces faisceaux, tendus alors, soulèvent la peau. Au contraire, les muscles de la partie postérieure du cou, raccourcis par la contraction, se plissent et font faire des rides transversales aux téguments.

Dans la flexion en avant, la saillie du Cartilage thyroïde tend à s'effacer; la peau de la partie antérieure forme des plis transversaux; elle semble se gonfler parce qu'elle est soulevée par les muscles Sterno-mastoïdiens, qui se contractent et grossissent par conséquent. Nous ferons remarquer, toutefois, que ces muscles ne se dessinent fortement que quand un obstacle s'oppose à leur flexion, comme par exemple quand il s'agit de fléchir la tête alors qu'on est couché sur le dos; dans la position verticale, au contraire, la tête ayant son centre de gravité en avant du point d'appui, tend naturellement à s'incliner dans ce sens. La contraction des muscles antérieurs du cou, des Cléido-mastoïdiens notamment, rend plus marquée la fossette sus-claviculaire et la sus-sternale. Quant à la partie postérieure, la peau y est tendue; la saillie des apophyses épineuses cervicales, de celle de la septième vertèbre surtout, se montre très-accentuée.

Dans la flexion latérale, les téguments du cou se plissent du côté où a lieu l'inclinaison, et se distendent de l'autre côté.

Il est facile de concevoir que les plis de la peau peuvent dissimuler l'augmentation de volume qu'acquièrent les muscles contractés ; et qu'au contraire les muscles du côté opposé quoique simplement allongés, font, sous la peau tendue, des saillies comme s'ils se raidissaient.

Formes extérieures du tronc.

Le *tronc* se compose, comme nous savons, de la poitrine, du ventre et du bassin. Envisagé dans son ensemble et de face, il présente : En haut les Clavicules, dont les deux tiers internes offrent une convexité antérieure, et le tiers externe une concavité. Les deux extrémités de ces os ne sont pas sur le même plan : l'externe est un peu plus élevée que l'interne ; celle-ci fait une saillie en s'articulant avec le Sternum. Nous avons signalé déjà la dépression sus-claviculaire, qui est comblée par du tissu cellulaire chez les sujets doués d'embonpoint, mais profonde chez ceux qui sont amaigris.

Au milieu de la région antérieure du thorax, se dessine de haut en bas le sillon correspondant au Sternum, lequel s'étend de la fossette sus-sternale jusqu'au creux de l'estomac. C'est une espèce de gouttière d'autant plus appréciable que les muscles Grands pectoraux sont plus volumineux et se dessinent davantage en relief. — Le creux de l'estomac correspond à la limite qui sépare le thorax de l'abdomen. Il se dessine en arcade, comme les cartilages costaux, dont la saillie est plus ou moins apparente sous la peau. — Enfin au-dessous et au milieu commence vaguement une autre ligne qui suit l'intervalle des Muscles droits. Ces muscles droits sont plus ou moins accentués, suivant les sujets et l'état de maigreur ou d'embonpoint ; dans le premier cas on peut distinguer jusqu'à leurs intersections aponévrotiques, auxquelles correspondent en effet de légères dépressions, transversales comme elles. Sur leur côté externe existe encore un sillon indiquant leur séparation du Grand oblique. — Tout à l'heure nous indiquerons les limites inférieures.

La région postérieure du tronc présente plusieurs plans importants, D'abord, sur la ligne médiane, c'est l'Épine dorsale ou rachidienne, saillante chez les individus maigres, et au contraire comme rentrée chez ceux qui sont doués d'embonpoint et qui possèdent surtout des muscles très-développés. Les muscles Sacro-lombaires étant d'autant plus volumineux qu'on les examine plus inférieurement, c'est en bas, conséquemment, que la gouttière dans laquelle semble s'enfoncer l'épine lombaire est plus prononcée. — Remarquons ensuite le plan formé par les Trapèzes. Chacun de ces muscles figure un triangle irrégulier : le bord interne ou spinal de ce triangle donne lieu à une dépression, à cause de son insertion aponévrotique et parce que le tissu cellulaire est dense et peu abondant entre la peau et les aponévroses ; le bord supérieur, étendu de l'occiput au moignon de l'épaule, limite gracieusement le côté externe du cou ; l'inférieur se dirige de l'extrémité postérieure de la crête de l'Omoplate jusqu'à l'apophyse épineuse de la 12e vertèbre dorsale. Au niveau de la crête de l'omoplate, au point d'insertion du Trapèze et du Deltoïde, il existe une dépression lorsque ces muscles se contractent ou font saillie, attendu que leurs insertions sont aponévrotiques. — Plus bas, au-dessous du plan des Trapèzes, qui, comme l'on peut voir, réunit le cou au torse, le Grand dorsal forme un autre plan, aussi très-grand et triangulaire, à surface convexe de dedans en dehors. Souvent on en saisit les limites sur le vivant. Sans vouloir décrire de nouveau ce muscle important, nous signalerons l'Aponévrose lombaire, dont il naît, et qui forme, avec celle du côté opposé, un plan losangique sous lequel les Sacro-lombaires bombent d'une manière sensible. La surface du Grand dorsal est, chez les sujets maigres, accidentée par les saillies des côtes et les dépressions intercostales. — Au niveau de l'angle inférieur de l'Omoplate, il existe une saillie, due tout à la fois à cet angle osseux, à la portion du Grand dorsal qui le recouvre, au Trapèze et au Rhomboïde qui viennent s'y insérer. — Un peu au-dessus et en dehors, c'est-à-dire en s'éloignant du rachis, le muscle Sous-épineux n'est recouvert que par la peau ; là existe un espace triangulaire, limité par le Deltoïde en dehors, le Trapèze en dedans, et le Grand dorsal en bas, espace auquel correspond un méplat plus ou moins sensible. Enfin, plus haut encore et en dehors, est le relief considérable formé par le Deltoïde.

La région latérale du tronc s'étend du creux de l'aisselle à la ligne formée par la crête de l'os iliaque. — Le creux de l'aisselle est caché par le bras restant pendant ; mais quand ce membre s'élève, il devient apparent. Il est vigoureusement dessiné, dans l'extension forcée du bras, par le bord inférieur du Grand pectoral en avant, par le Grand dorsal, les grand et petit Ronds en arrière, limité qu'il est en dedans la paroi latérale du thorax. Les muscles que nous venons de nommer forment, à l'aisselle, deux bords arrondis et volumineux, parce que leurs fibres, celles du Grand dorsal et du Grand pectoral du moins, convergent et se rassemblent pour aller s'insérer à la partie supérieure de l'Humérus. — Ces deux vastes muscles limitent un espace creux dont le fond est bombé, et où l'on distingue les saillies et les dépressions intercostales, ainsi que les éminences musculaires des digitations du grand dentelé qui s'entrecroisent avec celles du Grand oblique, lesquelles toutefois sont bien moins prononcées. — Un peu plus bas se dessine le sillon costo-abdominal ou bord des cartilages costaux ; plus bas encore, le muscle Grand oblique forme une surface convexe limitée inférieurement par le sillon de la crête iliaque, laquelle crête est très-saillante chez les individus amaigris, mais au contraire paraît comme rentrée chez les athlètes.

Telles sont les principales choses à remarquer sur les surfaces antérieure, postérieure et latérale du tronc. Cette grosse portion du corps est limitée en bas, d'une manière très-nette, par les plis des aines en avant, par les sillons iliaques sur les côtés, et en arrière par les bords inférieurs du losange aponévrotique des muscles sacro-lombaires, dont il a été parlé plus haut.

Maintenant examinons les modifications de formes que le tronc affecte dans les mouvements et les attitudes.

Dans la *flexion en avant*, le ventre semble se diviser en deux parties par un pli transversal qui se forme un peu au-dessous de l'arc des fausses côtes ; les plans des Grands pectoraux sont très-accusés ; les Muscles droits se modèlent bien, à moins que le sujet ne soit obèse ; les digitations du Grand oblique sont plus sensibles, et le pli de l'aine est plus marqué. Notons que les accentuations sont surtout évidentes lorsqu'il y a une résistance à vaincre. A la partie postérieure, l'épine dorsale forme nécessairement une saillie plus forte, et la gouttière lombaire s'efface. Les Omoplates proéminent également ; mais les Trapèzes et les Grands dorsaux s'appliquent exactement sur les parties sous-jacentes.

L'*extension* ou le *renversement du tronc en arrière* est très-bornée, à cause de la disposition particulière des apophyses épineuses dorsales qui appuient les unes sur les autres pour ainsi dire. Dans cette attitude, la Colonne vertébrale se dresse, au dos sa convexité diminue, mais sa concavité augmente aux lombes. La gouttière épinière se prononce davantage, non seulement à cause du redressement du tronc, mais encore parce que les muscles du dos et des lombes bombent en se contractant pour opérer ce redressement. Les angles de l'omoplate, si visibles dans la flexion du tronc, s'effacent dans l'extension. Est-il besoin d'ajouter qu'à la face antérieure du tronc les muscles et la peau se tendent, que l'arcade des fausses côtes se dessine plus nettement, et que les digitations entrecoisées du Grand dentelé et du Grand oblique se dessinent davantage.

Il est facile de saisir les modifications de formes dues à la *flexion latérale*. Du côté où a lieu le mouvement, les muscles se prononcent davantage; le Grand oblique surtout se dessine fortement parce qu'il agit le plus, mais souvent sa saillie est dissimulée sous les plis de la peau. Les muscles et téguments du côté opposé s'aplatissent et s'étendent passivement; mais dès qu'il s'agit de redresser le tronc, ils font un peu relief en se contractant, et cet effet est d'autant plus marqué qu'il y a plus de résistance à vaincre.

Formes extérieures des membres supérieurs.

Le membre supérieur commence à *l'épaule*. — Voici les principales remarques à faire, car les petits détails doivent être étudiés sur nature, sans pouvoir être décrits dans les livres d'une manière utile.

On remarque d'abord l'éminence formée par l'extrémité de la clavicule et de l'acromion, puis le relief très-prononcé du Deltoïde : ce muscle ne fait saillie qu'après une dépression qui correspond à ses insertions aponévrotiques supérieures; quant à son insertion inférieure, nous savons où elle a lieu sur l'humérus, et nous remarquons que l'angle deltoïdien est bien accentué chez les sujets musculeux, athlétiques. Pour le *bras*, on voit, en avant et en haut, la ligne formée par le bord antérieur du Deltoïde; plus bas, la saillie ovalaire du Biceps, saillie plus ou moins forte qui se termine au pli du coude en se perdant et s'enfonçant dans l'intervalle des muscles de l'avant-bras. De là résulte que le bras, vu de face, donne la figure d'une flèche, dont la tige et l'angle rentrant correspondent au biceps; les bords du fer de lance, aux masses musculaires de l'avant-bras s'attachant aux tubérosités externe et interne de l'humérus, et la pointe à l'articulation du poignet.

A l'*avant-bras*, les masses musculaires forment donc deux reliefs oblongs et ovalaires, dont le volume va en diminuant et qui semblent se confondre en approchant du poignet. Entre elles existe un méplat où se dessine, en bas, le tendon du Grand palmaire en dehors, celui du Petit palmaire en dedans, au milieu, mais moins visiblement, le tendon du Fléchisseur commun superficiel. C'est au côté externe du premier de ces tendons qu'on sent battre l'artère radiale et qu'on tâte le pouls. — Le *poignet* succède au bras; la *main* au poignet, etc.; mais ici les particularités anatomiques sont trop nombreuses pour pouvoir être indiquées utilement ; il faut de toute nécessité se reporter aux descriptions spéciales.

Les Veines qui sillonnent la face antérieure de l'avant-bras offrent généralement la disposition qu'elles présentent dans la planche XVII, sauf qu'elles y sont plus exagérées que nature.

A la partie postérieure du bras, le muscle Triceps forme une saillie allongée depuis le bord postérieur du deltoïde, jusqu'à la partie moyenne du membre, où il se convertit en un plan prolongé qui embrasse l'Apophyse olécrâne, laquelle offre une éminence anguleuse lorsque l'avant-bras est fléchi, et s'efface, fait même place à une petite fossette chez les sujets potelés, quand ce membre s'étend.— Nous n'essayerons pas de décrire les sillons et les saillies qu'on peut distinguer à la partie postérieure de l'avant-bras chez les individus très-musclés : encore une fois cela serait nécessairement obscur pour ceux qui ignorent l'anatomie, et offrirait peu d'avantages à ceux qui ont fait une étude spéciale de l'ostéologie et de la myologie. (Os et Muscles.)

Les changements de forme produits par les mouvements du membre supérieur sont encore très-compréhensibles ; on se les explique aisément en se rappelant la forme, les attaches et les usages de tels et tels muscles. Ainsi on saura que dans l'extension latérale ou *abduction* du bras, l'épaule doit s'élever, et, que la portion supérieure du Trapèze, le Sus-épineux, le Deltoïde, etc., doivent faire saillie. Dans ce mouvement encore, les bords de l'aisselle, constitués par le faisceau supérieur du Grand pectoral et celui du Grand dentelé, sont très-marqués, et dans le creux axillaire s'accusent les digitations du grand dentelé. Tous ces muscles se modèlent d'une manière d'autant plus prononcée qu'ils se contractent avec plus de force. Mais quand cela a lieu, comme dans tous les efforts d'ailleurs, de nouveaux changements s'opèrent du côté des vaisseaux veineux, qui se gonflent, se gorgent de sang et apparaissent bleuâtres sous la peau. Il ne suffit pas que l'artiste constate ce fait, il doit surtout s'en rendre compte, parce que sans la connaissance de ce phénomène et d'une foule d'autres, il ne sait qu'être un copiste froid et routinier. C'est à la Physiologie qu'il faut demander l'explication des actions vitales, tant internes qu'externes, qui modifient la couleur de la peau, la forme des parties, l'expression des traits, parce qu'elle les analyse, puis les rassemble synthétiquement pour constituer l'être sentant, pensant et agissant. Aussi bien, répétons-nous que notre *Anthropologie* est indispensable à ceux qui veulent comprendre l'homme et le suivre dans les diverses phases de son existence.

Aux auteurs d'Anatomies purement artistiques, nous abandonnons le soin inutile de décrire tous les changements opérés par l'abaissement, l'extension, la rotation du bras ; par la flexion, l'extension, la supination et la pronation de l'avant-bras, etc. Élèves ou artistes, commencez par étudier sérieusement les os, les muscles, le tissu cellulaire, dont nous avons indiqué de notre mieux les formes, attaches, usages, etc. ; faites exécuter ensuite par le modèle les mouvements que vous voulez rendre ; appliquez enfin à la nature vivante ce que vous a appris le cadavre, et vous saurez parfaitement distinguer les muscles qui font saillie, ceux qu'il faut accentuer, de ceux qu'il faut atténuer ; en un mot vous saurez vous rendre compte de ce que vous faites.

Formes extérieures des membres inférieurs.

Nous avons remarqué déjà la saillie que fait le Grand oblique à la partie inférieure et latérale du tronc, et le sillon formé par la Crête iliaque, laquelle semble rentrer chez les sujets athlétiques, mais proémine au contraire chez les individus débiles ou amaigris. Au-dessous de ce sillon est une surface déprimée qui correspond au Moyen fessier, puis la saillie très-prononcée du Grand trochanter, derrière laquelle la peau, appliquée sur l'Aponévrose fessière, donne lieu à une dépression ; plus en arrière encore est la large convexité du Grand fessier, etc.

A la partie antérieure de la cuisse, le muscle droit forme un beau relief, déprimé en haut et en bas : en haut entre le Couturier et le Tenseur de l'aponévrose fascia lata, en bas, près de la rotule et au niveau de son aponévrose, que bordent les saillies du Vaste interne et du Vaste externe, ou Triceps crural. Le Couturier est peu accentué; il dessine le grand côté d'un triangle, que limite en haut le pli de l'aine et en dedans le droit interne, triangle rempli par l'extrémité inférieure des muscles Psoas et Iliaque et par les Adducteurs. — Au méplat du tendon du Droit antérieur de la cuisse succède la Rotule, dont la saillie triangulaire, à bords arrondis, se continue avec le tendon de ce muscle par sa base, avec le ligament ou tendon rotulien par son sommet.

La jambe a une forme prismatique. Elle présente en avant et au milieu la Crête du tibia ; en dedans de cette crête est le méplat formé par la face tibiale interne; plus en arrière on aperçoit le relief du Jumeau interne, et au-dessus celui du Soléaire, entre lesquels existe un sillon oblique de haut en bas et de dehors en dedans ; au côté externe de cette même crête du tibia sont les plans des muscles

Jambier antérieur, Péroniers, Long extenseur commun des orteils et Long extenseur du gros orteil. Ici encore les généralités sont peu intelligibles, et nous renvoyons le lecteur à l'Anatomie descriptive. — Disons seulement que les Veines du membre inférieur sont importantes à observer et à rendre, et que la Pl. XVII en indique la disposition, exagérée.

Vue par derrière, la cuisse présente une large surface convexe transversalement, formée par les muscles Biceps en dehors, Demi-tendineux et Demi-aponévrotique en dedans, par le Troisième adducteur en haut. Née dans le sillon sous-fessier, lequel est dû au bord inférieur du grand fessier, elle se termine en bas par une dépression losangique qui forme le Creux poplité, et qui est limitée au-dessus du jarret par l'extrémité inférieure du biceps et les tendons réunis des Demi-aponévrotique ou Demi-tendineux, au-dessous par les Jumeaux, dont les deux ventres semblent croiser les précédents muscles. Le creux du jarret est rempli en partie par du tissu cellulaire, des vaisseaux et des nerfs.

Les Jumeaux et le Soléaire qui est au-dessous, constituent le mollet. Les fibres musculaires des premiers forment deux ventres vigoureux vers le milieu de la jambe; ils sont séparés par une petite dépression anguleuse; le ventre interne descend plus bas que l'externe, mais tous deux semblent rentrer ou s'infléchir pour se porter sur une aponévrose qui leur est commune avec le Soléaire. Cette aponévrose a la forme d'un triangle allongé dont le sommet correspond à la tubérosité du calcanéum; elle ne cache pas le Soléaire tout entier, qui déborde un peu en dehors. Elle fait partie du Tendon d'Achille ou plutôt le constitue, lequel, libre depuis le quart inférieur de la jambe jusqu'au talon, forme une espèce de pont depuis l'extrémité inférieure du Soléaire jusqu'au Calcanéum. De chaque côté du tendon d'Achille sont deux gouttières profondes où logent les tendons des muscles de la jambe et qui limitent les malléoles. Enfin tout à fait en bas se voit le talon qui produit une saillie un peu allongée de haut en bas et arrondie.

Il est facile de comprendre les changements de forme qu'éprouve le membre dans ses mouvements. — Dans la flexion de la cuisse sur le tronc, le Droit antérieur fait une longue et large saillie, terminée, près du genou, par le méplat de son tendon, au côté externe duquel le Vaste externe s'élève; dans la flexion avec effort, les muscles antérieurs de la cuisse se modèlent vigoureusement, le sillon de l'aine se prononce davantage; en arrière, le pli inférieur de la fesse s'efface et la face postérieure de la cuisse se tend et s'élargit. — L'extension en arrière est très limitée : elle est produite par le

Grand fessier, le Biceps, le Demi-tendineux et le Demi-membraneux qui se contractent avec force. Le pli sous-fessier augmente et celui de l'aine disparaît, etc. — Dans la rotation en dehors, les Fessiers et le Couturier se contractent pour effectuer ce mouvement qui, bien que changeant la position du membre où la saillie du trochanter est portée en arrière et la pointe du pied en dehors, ne modifie pas sensiblement ses formes. — C'est aux Adducteurs qu'il faut attribuer le mouvement de rapprochement et de croisement des cuisses : dans cette attitude, la partie externe des membres est très-tendue, la saillie du trochanter très-prononcée, la partie latérale de la fesse aplatie.

La jambe n'exécute que des mouvements de flexion et d'extension. Les premiers sont produits par le Demi-aponévrotique et le Demi-tendineux, dont les tendons soulèvent la peau en dedans et en dehors du jarret, par les Jumeaux surtout qui se modèlent largement en formant deux ventres musculaires, deux reliefs séparés au-dessus du plan du tendon d'Achille, que déborde en dehors le Soléaire, comprimé par lui.

Que de modifications, que de nuances, suivant tels ou tels mouvements et attitudes ; comme il faut être vraiment anatomiste pour les saisir toutes, pour les rattacher aux diverses actions musculaires qui les produisent ; comme il faut être tout à la fois artiste chaleureux et dessinateur scrupuleux pour les rendre sans exagération comme sans mollesse !

Surface extérieure ou aspect de la peau et des formes.

Il ne suffit pas aux artistes de connaître la forme et la position des os et des muscles, il importe aussi qu'ils comprennent la disposition du tissu cellulaire et des membranes d'enveloppe, car entre le cadavre écorché et le cadavre recouvert de la peau il y a une différence énorme.

En effet, il existe toujours sous la peau une couche de Tissu cellulaire, plus ou moins épaisse ou mince suivant les régions, qui comble en partie les intervalles musculaires et arrondit les formes. Bien qu'assez abondant chez les femmes et les enfants, ce tissu ne laisse pas cependant que de ménager chez eux des éminences et des dépressions, celles-ci, très-marquées chez les sujets vigoureux, athlétiques et d'un embonpoint médiocre, disparaissent chez ceux qui deviennent obèses. Ces saillies et ces méplats constituent le point capital de l'Anatomie artistique, laquelle n'a de raison d'être

[library stamp]

pour ainsi dire, que pour apprendre à les rendre avec exactitude. Mais combien sont rares les personnes qui, sous ce rapport, comprennent la nature, et s'identifient avec elle! Examinez les chefs-d'œuvre eux-mêmes, beaucoup vous présentent un des membres hérissés d'accidents exagérés, que désavoue l'Anatomie, ou un système musculaire tellement atténué, une peau tellement unie que les personnages semblent vus à travers une gaze ou un nuage léger. Nous le répétons donc : Messieurs les artistes, soyez avant tout anatomistes et physiologistes; et plus vous avez d'imagination et de génie, plus ces sciences vous sont nécessaires, non-seulement pour l'exactitude du dessin, mais encore pour la vérité du coloris.

Mais la nature est si variée! Sans doute; mais cela n'empêche pas que, pour un esprit juste, une imagination bien réglée, elle n'offre, dans ses aberrations elles-mêmes, un cachet de vérité qui n'égare jamais celui qui peut le saisir. La vérité, elle est partout sur nos pas, et il semble que nous nous efforcions de l'éviter, tout en la cherchant, en considérant combien nos instincts, nos sens, notre amour-propre nous faussent le jugement.

Ainsi que nous l'avons fait remarquer plusieurs fois, les dépressions correspondent généralement à des os ou bien à des parties ligamenteuses; et presque toutes les saillies sont dues aux muscles, et suivent, dans leurs degrés de développement et d'affaissement, es degrés de la contraction ou du relâchement de ces organes. Certaines parties du corps ont des formes fixes ou subissent à peine quelques légères modifications pendant les mouvements : le crâne, le front, les saillies claviculaires, etc., sont dans cette catégorie; il n'en est pas de même des membres et du tronc; ils offrent de notables changements, par suite des contractions musculaires que nécessitent les mouvements et les attitudes.

Combien de modifications n'offre pas aussi l'aspect de la peau! Car sa couleur varie suivant les différentes régions, le sexe, l'âge, les professions, les climats, la température, les passions, etc. Il est inutile que nous développions ces propositions. Il suffit de dire que généralement, la peau est plus fine et plus blanche chez les enfants et les femmes que chez les adultes et les hommes, plus blanche aussi aux parties internes des membres qu'aux surfaces externes; aux régions exposées à la lumière, comme le cou, la figure et les mains, qu'aux autres endroits, etc. Chez les personnes blondes et sanguines elle est plus rosée, parce qu'elle est aussi plus fine et plus riche en vaisseaux capillaires sanguins.

Que n'y aurait-il pas à dire encore à propos des rides et des sillons que l'âge, les chagrins, les passions, la débauche, etc., impriment sur l'enveloppe cutanée? Nous ne prétendons pas qu'il faille rendre tous ces plis et toutes ces rides, la chose est impossible; mais il faut chercher à rendre l'effet de coloration qu'ils produisent. Ici surtout les données physiologiques doivent guider le pinceau ou le burin. Aussi, nous estimons que, tout en ne faisant qu'indiquer les études qu'il faut aborder, nous rendons plus de services aux Artistes que si nous écrivions de longues pages sur les teintes et les accidents de la peau, sans les rattacher aux causes dont elles dépendent, sans faire apercevoir les rapports qui existent entre l'organisme et les influences extérieures, entre le moral et le physique. Notre but principal était donc d'exciter la curiosité des élèves, de faire naître en eux le goût des études anatomo-physiologiques ; si nous avons réussi, nous croyons avoir rendu quelque service à l'Art.

BIBLIOTHÈQUE NATIONALE R.F. IMPRIMÉS

FIN.

OUVRAGES DU MÊME AUTEUR

TRAITÉ DES PLANTES
MÉDICINALES INDIGÈNES

PRÉCÉDÉ D'UN

COURS ÉLÉMENTAIRE DE BOTANIQUE

1 FORT VOL. IN-8 COMPACTE DE VIII-864 PAGES

ACCOMPAGNÉ D'UN ATLAS DE 60 PLANCHES GRAVÉES SUR ACIER

REPRÉSENTANT LES ORGANES DES VÉGÉTAUX,
LES CARACTÈRES BOTANIQUES DES FAMILLES, PLUS DE 200 PLANTES TYPES,
OUTRE 92 AUTRES SUJETS INTERCALÉS DANS LE TEXTE

Troisième édition
refondue et très-augmentée

Prix : le volume et l'Atlas colorié, 22 francs;
— l'Atlas en noir, 15 francs.

Ainsi que l'indique son titre, cet ouvrage se compose de deux traités distincts, qui se complètent l'un par l'autre. Le premier est un *Cours de Botanique*, c'est-à-dire l'étude des organes et des fonctions de nutrition et de reproduction des plantes; leurs classifications, leurs caractères communs, ceux qui distinguent chaque famille, chaque genre et chaque espèce, etc.

La seconde partie est un *Traité spécial*, complet, de chacune de nos plantes indigènes, où l'on trouve l'exposé des caractères, des propriétés, des usages, etc., de chaque individu; en outre des instructions pour la récolte, la conservation, les préparations pharmaceutiques; enfin des notions de pathologie générale, la classification des végétaux d'après leur mode d'action sur l'économie, un mémorial thérapeutique et deux tables très-détaillées pour faciliter les recherches.

NOUVEAU DICTIONNAIRE
D'HISTOIRE NATURELLE

ET DES

PHÉNOMÈNES DE LA NATURE

3 volumes très-grand in-8 à deux colonnes,
illustrés de 1400 gravures intercalées dans le texte

Prix : 27 francs.

Cet ouvrage comprend les trois Règnes de la nature. Condenser dans trois volumes la Zoologie, la Botanique, la Géologie, la Minéralogie, la Météorologie, l'Astronomie et les mettre à la portée de tout le monde et de toutes les fortunes, tel a été le but de l'auteur.

Parmi ces sciences, deux surtout présentent un intérêt immense : ce sont la Zoologie et la Botanique. Elles sont traitées avec un soin tout particulier; des figures multipliées, autant pour ainsi dire, que la mise en page l'a permis, gravent les descriptions dans la mémoire. La vie, considérée dans toute la série des êtres organisés, offre un intérêt de curiosité et d'utilité trop grand pour qu'elle ne dût pas être étudiée comparativement dans toutes les classes de ces deux règnes; cette étude offre le tableau saisissant des analogies et des différences qui existent entre tous les corps doués de vie, au triple point de vue de leur nutrition, de leur reproduction et de leurs relations avec le monde extérieur.

NOUVEAU COMPENDIUM MÉDICAL

A L'USAGE DES MÉDECINS PRATICIENS

Contenant : 1° un précis de *Pathologie générale*; 2° un Dictionnaire de *Pathologie interne*, avec les traitements formulés; 3° un Dictionnaire de *Matière médicale* et de *Posologie*. 1 vol. gr. in-18 compacte. *Quatrième édition*, augmentée d'un SUPPLÉMENT relatant les progrès de la science.

Prix de l'ouvrage rendu franco : 7 francs

AGENDA-FORMULAIRE

DES MÉDECINS PRATICIENS

PARAISSANT TOUS LES ANS AU MOIS DE DÉCEMBRE POUR L'ANNÉE SUIVANTE

Maladies, Matière médicale, Accouchements, Asphyxies, Empoisonnements, Eaux minérales, Modèles de rapports, adresses de tous les Médecins de Paris, etc., etc., tels sont les principaux renseignements que contient cet Annuaire, qui paraît sans interruption depuis l'année 1851.

Prix : broché, 1 fr. 75. Relié, 3 fr. et 4, 5, 6, 7, 8 et 9 fr. selon la richesse de la reliure.

L'ABEILLE MÉDICALE

PARAISSANT TOUS LES LUNDIS

AUGMENTÉE D'UN SUPPLÉMENT MENSUEL

qui contient

une REVUE SCIENTIFIQUE et une REVUE VÉTÉRINAIRE

SOIT TROIS RECUEILS POUR UN

Prix : un an (52 *numéros*) **7 fr. 50**

Fondée en 1844, l'*Abeille médicale* n'a cessé de progresser depuis lors, parce qu'elle a pris pour devise :

Faire un journal à bon marché pour avoir beaucoup d'abonnés,
Avoir beaucoup d'abonnés pour faire un journal à bon marché.

Bureaux : 5, rue Saint-Benoît.

NATA. — Toute personne qui prend ou a pris un abonnement à l'*Abeille médicale* pour l'année courante, jouit d'une remise de 25 p. 100 sur le prix des ouvrages du docteur Antonin Bossu.

S'adresser à la Librairie, rue Saint-Benoît, 5, à Paris.

Imprimerie Eugène Heutte et Cie, à Saint-Germain.

OUVRAGES DU MÊME AUTEUR

TRAITÉ
DES PLANTES MÉDICINALES INDIGÈNES
PRÉCÉDÉ D'UN
COURS ÉLÉMENTAIRE DE BOTANIQUE
1 FORT VOL. IN-8 COMPACTE DE VIII-864 PAGES
ACCOMPAGNÉ D'UN ATLAS DE 60 PLANCHES GRAVÉES SUR ACIER
REPRÉSENTANT LES ORGANES DES VÉGÉTAUX,
LES CARACTÈRES BOTANIQUES DES FAMILLES, PLUS DE 200 PLANTES TYPES,
OUTRE 92 AUTRES SUJETS INTERCALÉS DANS LE TEXTE
Troisième édition
refondue et très-augmentée
Prix : le volume et l'Atlas colorié, 22 francs;
— l'Atlas en noir, 15 francs.

NOUVEAU DICTIONNAIRE D'HISTOIRE NATURELLE
ET DES
PHÉNOMÈNES DE LA NATURE
3 volumes très-grand in-8 à deux colonnes, illustrés de 1400 gravures intercalées dans le texte
Prix : 27 francs.

NOUVEAU COMPENDIUM MÉDICAL
A L'USAGE DES MÉDECINS PRATICIENS
Contenant : 1° un précis de *Pathologie générale* ; 2° un Dictionnaire de *Pathologie interne*, avec les traitements formulés ; 3° un Dictionnaire de *Matière médicale* et de *Posologie*. 1 vol. gr. in-18 compacte. *Quatrième édition*, augmentée d'un SUPPLÉMENT relatant les progrès de la science.
Prix de l'ouvrage rendu franco : 7 francs

AGENDA-FORMULAIRE
DES MÉDECINS PRATICIENS
PARAISSANT TOUS LES ANS AU MOIS DE DÉCEMBRE POUR L'ANNÉE SUIVANTE
Prix : broché, 1 fr. 75. Relié, 3 fr. et 4, 5, 6, 7, 8 et 9 fr. selon la richesse de la reliure.

L'ABEILLE MÉDICALE
PARAISSANT TOUS LES LUNDIS
AUGMENTÉE D'UN SUPPLÉMENT MENSUEL
qui contient
une REVUE SCIENTIFIQUE et une REVUE VÉTÉRINAIRE
SOIT TROIS RECUEILS POUR UN
Prix : un an (52 *numéros*) **7 fr. 50**
Fondée en 1844, l'*Abeille médicale* n'a cessé de progresser depuis lors.
Bureaux : 5, rue Saint-Benoît.

NOTA. — Toute personne qui prend ou a pris un abonnement à l'*Abeille médicale* pour l'année courante, jouit d'une remise de 25 p. 100 sur le prix des ouvrages du docteur Antonin Bossu.

S'adresser à la Librairie, rue Saint-Benoît, 5, à Paris.

Imprimerie Eugène HEUTTE et Cie, à Saint Germain.

www.ingramcontent.com/pod-product-compliance
Lightning Source LLC
LaVergne TN
LVHW021519140926
848035LV00047B/1121
* 9 7 8 2 0 1 4 0 1 9 5 1 3 *